幸せを向いて生きる。

クローン病を乗り越えた「選択」のチカラ

はじめに

こんにちは。オカリナ奏者のさくらいりょうこです。

私は、大学生のときに厚生労働省の指定難病「クローン病」と診断され、三七年にわたり治療を続けてきました。そして一年と半年ほど前、すべての投薬を打ち切り、今、健康を取り戻しています。ここに至るまでの闘病を記します。

神戸で生まれ育った私は、小さい頃、たった一つだけ得意なことがありました。それはリコーダーです。小学校の先生から、「何でもできる人にならんでええんやで。一つだけ得意なものを続けていけば、いつか夢は叶うかもしれんで」と言われた言葉が今でも心に残っています。

一生懸命にリコーダーを練習する様子を見た両親が「好きなことをさせてやろう」

と、フルートを買ってくれました。高校生から本格的にフルートを学ぶようになり、音楽大学に進学しました。

音大は、ずっと上手な人たちばかりです。自信を失ったりしながらも練習を続けると、努力が認められたのか、パリに留学することが決まったのです。

ところがパリ留学を目前に、私は体調を崩し入院することになりました。病名はクローン病。それ以降、入退院を繰り返し、何度も手術をしました。留学も、フルート奏者としての道も閉ざされました。夢も、生きる目標も失い、長い闘病生活で、次第に音楽の世界から遠ざかっていきました。

クローン病の発症年齢のピークは一〇代後半から二〇代と言われています。将来の夢に向かって努力を始め、一歩踏み出したまさにそのときに、一生治らない病気、難病だと告げられます。それからは治療中心の生活を余儀なくされます。この病気は、ストレスで悪化することが知られているため、いったん症状が落ち着いても、おとなしく慎ましやかに生きることがよいとされがちです。しかし本当にそれでよいのでしょうか。

私はいわゆる〝よい患者〟ではありませんでした。わがままと言われたこともあります。でも意思を伝えないことには、自分の望む治療を受けることはできません。夢を封印せず、本当は何がしたいのか、どんなことに挑戦したいのか、自分の望みを医師や家族、周りの人に伝えてみてほしいのです。当然病気によって制約されることはあります。一〇〇%思い描いていた通りに実現するのは難しいでしょう。伝えることで、「選択肢」という可能性をもらえるかもしれません。伝えなければ選択肢を示してもらえることはないでしょう。望みを伝えることは、わがままではないと私は考えています。

私の場合は、何をどのようにすればよいのか経験も知識もなく、症状が悪化するたびに、絶望感が増していきました。それでも、どん底と思える二度目の手術のときに、私は生きるチャンスをもらえました。そして、ようやく病気を受け入れることができた頃、「フルートを演奏してほしい」という依頼が舞い込んだことで、人生ががらりと変わっていきました。これも大きなチャンスでした。

しかし、当時の私にとって演奏依頼はうれしいものではありませんでした。なぜなら、夢をあきらめて演奏をしなくなってから七年も経ち、本当に演奏できるのかどうか不安を抱えたままの舞台だったからです。震えながら立った舞台なのに、不思議と自分の中から喜びが湧き上がってくることに気づきます。自分がやりたいことができることが、これほど幸せなことなんだと思う瞬間でした。

そんな私の姿が新聞や雑誌、テレビで取り上げられ、講演を依頼されるようになりました。全国各地からお声をかけていただき、延べ一五〇〇回ほどの講演に登壇しました。

世界で活躍するフルート奏者になるという夢は叶えられませんでした。でも講演会を通してフルートやオカリナを演奏する機会に恵まれています。「たくさんの人に自分の演奏を聞いてもらう」という夢は形を変えて実現しています。

多くの人に演奏する楽しみを感じてほしいと、二〇一六年にオカリナ教室を始めました。フルートは美しい音色を出せるようになるまでに時間がかかりますが、オカリナは気軽に楽しんでもらえます。教室を始めて半年で生徒さんは一〇〇人以上に。今ではオンライン教室も開講し、全国に生徒さんがいます。私の幸せはどんどん大きくなっています。

若い患者さんには、病気のことばかりを考えるのではなく、今できることに目を向けてみること。やりたいと思う気持ちを失わないこと。タイミングを待つこともあるでしょうが、いつも前を向いて自分らしい人生を歩んでほしいと願っています。

また、治療は選択の連続です。薬で治すのか手術を受けるのか。どの薬を使うのか。

医師は選択肢を示し、それぞれのメリット、デメリットを説明してくれます。そして選ぶのは患者自身です。悔いのない治療を受けていくためには「自分で選ぶ力」をつけておくことが大事だと私は思っています。

では、選択する力をつけるには、どうすればよいのでしょうか。
私が講演でよく尋ねる問いがあります。

「コーヒーか紅茶か、どちらがいい?」と聞かれたとき、
本当に自分がそのとき飲みたい方を選んでいますか。
周りに合わせて答えていませんか。

そんな些細なこと? と思われるかもしれません。でも、周りに流されたり、何となく答えることが習慣化していると、いざ病気になって治療法を選ぶという重大な

場面で、どうすればよいのかわからず、医師や家族の言葉に流され、自分で選ぶことと自体に戸惑ってしまうのです。自分で選んで決める。それが人生を悔いないものにします。そしてこの選択の力をつけると、人生において自分の心が喜ぶもの、楽しいと思うものに囲まれることになります。それは、幸せを向いて生きることにつながります。

私はなかなか病気に向き合えず、納得して治療を受けられるようになるまでずいぶんと遠回りをしました。私の闘病経験を知ってもらうことで、同じ回り道をしなくて済むように。そしてクローン病の方はもちろんのこと、他の難病の方にも、本書が前向きに、幸せを向いて生きるヒントになれば幸いです。

目次

3章 日本一の治療を受ける

4章 再び舞台へ

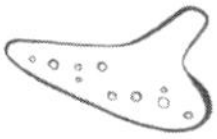

5章 「選択」のチカラ 自分の人生は自分で決める

6章 本気で、難病とつき合う

7章 次々と現れる合併症

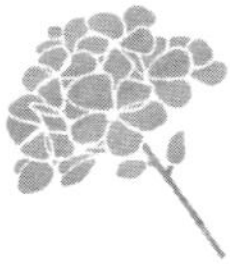

8章
断薬への道
合併症で死ぬのは嫌だ！

9章 幸せを向いて生きる

※本書は、著者の実際の闘病を記したものです。各治療の情報は、その当時のもので、最新の知見とは異なることがあります。また、断薬の話が出てきますが、断薬を推奨するものではありません。安易な断薬は危険です。

病気の症状は人それぞれです。主治医とよく相談のうえ、その指示に従ってください。

1章

治らないけど、死ぬことはない病気ってどういうこと？

突然の難病宣告

私はもともとお腹の弱い子だったのかもしれません。体格もよく、よく食べるし、よく眠るし、自分は健康だとずっと思っていました。それが、大学生のときに下痢の回数が増え、授業の休み時間のたびにトイレに行くようになりました。まさか、自分が病気だとは夢にも思いませんでした。

一九八七年一月のこと。急に痩せ始め、一か月ほどの間に体重が一三キログラムも減ったのです。最初は痩せて喜んでいましたが、次第に周りの人たちが心配し始め、激しい腹痛が起こるようになって町医者を受診しました。胃カメラをしましたが、胃はどこも悪くありません。腸の検査もすすめられましたが、何だか怖くて、そのままにしてしまいました。

その翌月、動けないほど痩せ細った私は、神戸市立医療センター中央市民病院の免疫血液内科を紹介され、受診しました。このときに医師から言われたのは「クローン病、潰瘍性《かいようせい》大腸炎、ベーチェット病のいずれかではないか」ということでした。血液検査をしてみると、ＣＲＰが一三を超えていて「動いたら死ぬかもしれない」と言われました。

その夜、激しい腹痛に耐え切れず、緊急入院となったのです。

ＣＲＰ（Ｃ反応性タンパク質）とは、免疫反応障害などで炎症が起きたときなどに血液中に増加する急性反応物資の一つです。基準値は〇・一四以下（血液検査での単位は㎎/dL）で、ゼロに近いほど望ましいとされます。一以上で中程度の炎症。寝込むようなひどい風邪で三程度。一〇以上では高度の炎症が起きていると考えられます。必ずしもクローン病だけで上昇する数値ではありませんが、炎症度合の判断によく使われます。

入院後の検査で、小腸に病変があることがわかり、クローン病と診断されました。消化器内科の医師が「この病気は原因がわからず、一生治らないけれど、この病気で死ぬことはない」と私と母に告げました。

当時私は二一歳。「死ぬことはない」という意味がまったく理解できませんでした。レントゲン写真で見た私の腸は、ねじれていたり、所々が細くなったりしてズタズタ。それを見ても、自分が病気だとは理解できず、他人事のように感じていました。母は主治医に、「私の娘が病気になるわけない！」と噛みつくように言い、それもどこか虚しく感じました。母もまさか、自分の娘が若くして病気になるとは思っていなかったでしょうし、なかなか現実を受け入れられなかったようです。

この頃※クローン病は、盲腸と間違われることもある時代でした。なかなか診断がつかないことも多かったようですし、一度の検査で診断が下ったことは幸運だったと思います。

※ＷＨＯがクローン病を定義づけたのが一九七三年。日本では同年、厚生省特定疾患調査研究班が設置され、炎症性腸疾患（ＩＢＤ。狭義にはクローン病と潰瘍性大腸炎に分類される）の研究が実質的に始まった。日本消化器病学会クローン病検討委員会による診断基準ができたのは、一九七六年のこと（二五二ページ付録を参照）。

絶飲絶食の入院生活

入院すると、救急病棟では点滴などいろいろな管につながれました。お腹に痛みはありましたが、食べる気力がないわけではありません。カーテンで仕切られているけれど、他の患者さんには食事が出ているのはわかります。忘れられているのかな？　何度も看護師さんに聞きましたが「まだしばらく出ないかな」と言われるばかり。その一週間後に一般病棟に移ったのですが、ここでも食事は出てきません。水すら飲ませてもらえませんでした。
ある日、限界を感じて医師に聞くと、「ご飯はしばらく出せないんだよ」と言うではないですか。周りの患者さんたちは食事時間だけが楽しみのようで「美味しい」とか「不味い」とか話し声がいっぱい聞こえてきます。腸管を安静に保つための絶飲絶食は「治療だ」と、頭でわかろうとしても、もともと食いしん坊の私には耐えられないことでした。

炎症の所見が落ち着くまでは安静にすることが大切で、トイレも車いすで行きます。念願の食事は入院から一か月後にようやく重湯から始まりました。食事開始から三日目に出てきた温泉玉子の美味しさは今でも忘れません。二か月に及ぶ入院生活はつらいものでしたが、看護師さんが優しく接してくれて、頻繁に私の様子を見にきてくれたのはありがたいことでした。

このとき、私は大学四年生。入院したために出席日数はぎりぎりです。退院後は休みなく大学に通いました。そんな中、憧れのパリ留学が決まります。「世界一のフルート奏者になる」という私の夢の大きな一歩でした。

お腹に痛みはなかったですし、自分の中では「病気は治った！」と思っていました。とはいえ、プレドニンというステロイド薬の点滴や飲み薬を使っていたので、副作用で顔がむくみ「ムーンフェイス」になっていました。体は痩せてガリガリなのに顔だけパンパン。若い女性にはとてもつらいことですが、幸いにも鏡を

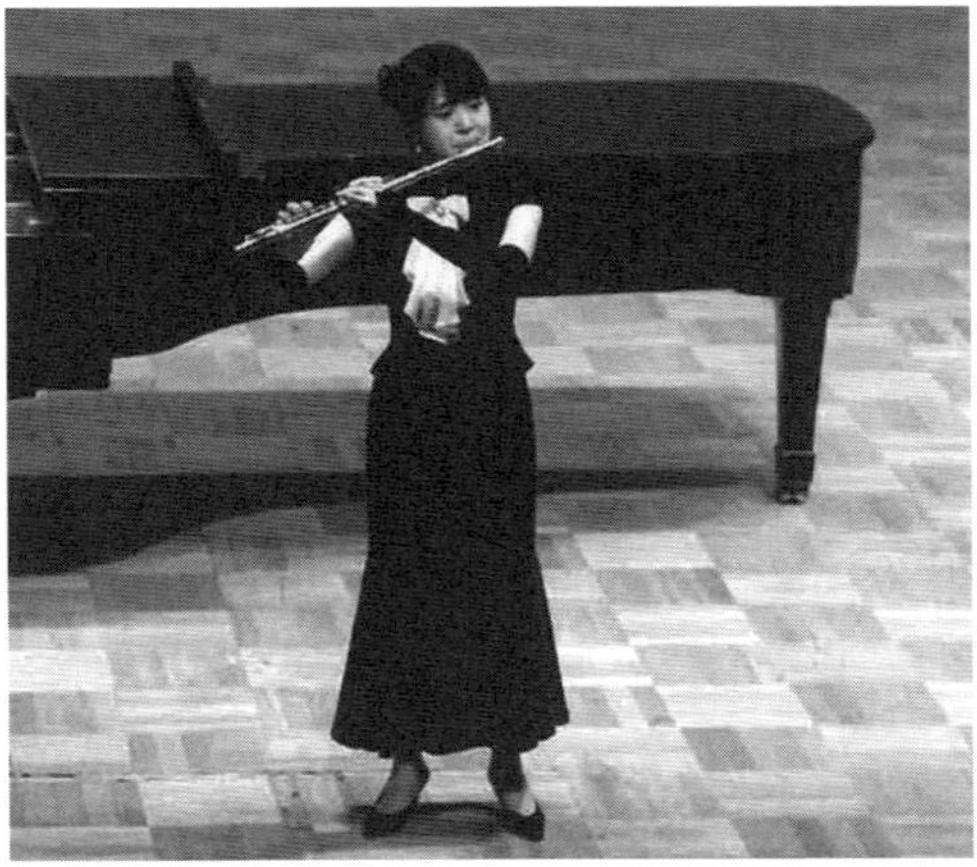

大学の卒業演奏会
まだ、留学を目指していた頃。ステロイドの副作用で、体は痩せているのに顔だけが丸い。

見なければわかりません。フルートは普通に吹くことができたので「よし、パリに行くぞ！」とやる気満々でした。

閉ざされた留学の道

大学卒業後、パリ留学に向けて、語学の勉強やサマースクールに出るための準備を着々と進めていました。

そんな矢先、瘻孔《ろうこう》（腸管に孔《あな》が開き、腸管と腸管、あるいは腸管と他の臓器や皮膚が孔でつながる病変）がお尻にでき、強い痛みが出るようになりました。痛みで思うように歩けないし座れないし、下痢はしょっちゅう……。小さかった孔はどんどん大きくなり、内科で何度も診てもらいましたが、軟膏《なんこう》が出るくらいです。薬を塗っても症状はまったくよくなりません。

そのうちに熱が出始め、また診察に行くと、外科の受診をすすめられました。外科で痛みを訴えたものの、患部をちゃんと診てくれず、それまでと同じ塗り薬が処方されます。そんな診察が二度はあったと思います。たまらずに母に打ち明けると、「きちんと診てもらっていない」と病院に電話をしてくれました。そして、再び内科にくるように言われました。

内科の先生につき添われて外科へ向かいます。そこで驚くことがありました。一緒に診察室に入った内科の先生が、「お願いします」と外科の医師に頭を下げられたのです。当時は外科の方がちょっと偉かったのでしょうか。

初めて患部を診た外科医は「これはひどい。痛かったやろ！」と言います。私は「最初から痛いって言ってるやん」と心の中でつぶやきました。そして、そのまま即、入院となりました。瘻孔が小さくなるまでは、また絶飲絶食です。今、入院なんてしている場合ではないのに。

「私、この夏に留学するんです！」

そう訴えた私に、内科の先生は「留学はあきらめなさい」と告げました。さらに「今回の留学だけでなく、留学を一年先に延ばすことさえ難しく、海外で何年も過ごすことはあきらめてほしい」と続けます。

こんなことで留学をあきらめな、あかんの？

今まで留学を目指して頑張ってきたのに……。

留学の道は閉ざされてしまいました。

広がった瘻孔には手術が必要でした。できるだけ小さく切るために、絶食治療が始まりました。食べないことは一つの治療です。食べたもので腸に傷をつけないよう、お腹の中を安静にするのです。当時は水を飲むのも刺激になって悪化するかもしれないからダメと言われ、喉が乾いたらひとかけらの氷をなめさせてくれました。結局、三か月ほど絶飲絶食。ステロイド薬の治療も行いました。瘻孔は徐々に小さくなり、そのタイミングで手術をしました。

これ以降、私は何度も瘻孔ができるようになります。そのたびに入院です。入院の頻度は半年に一回、三か月に一回と、どんどん短くなっていきました。絶食治療とステロイド治療、そして、悪いところを切除することが繰り返されたのです。

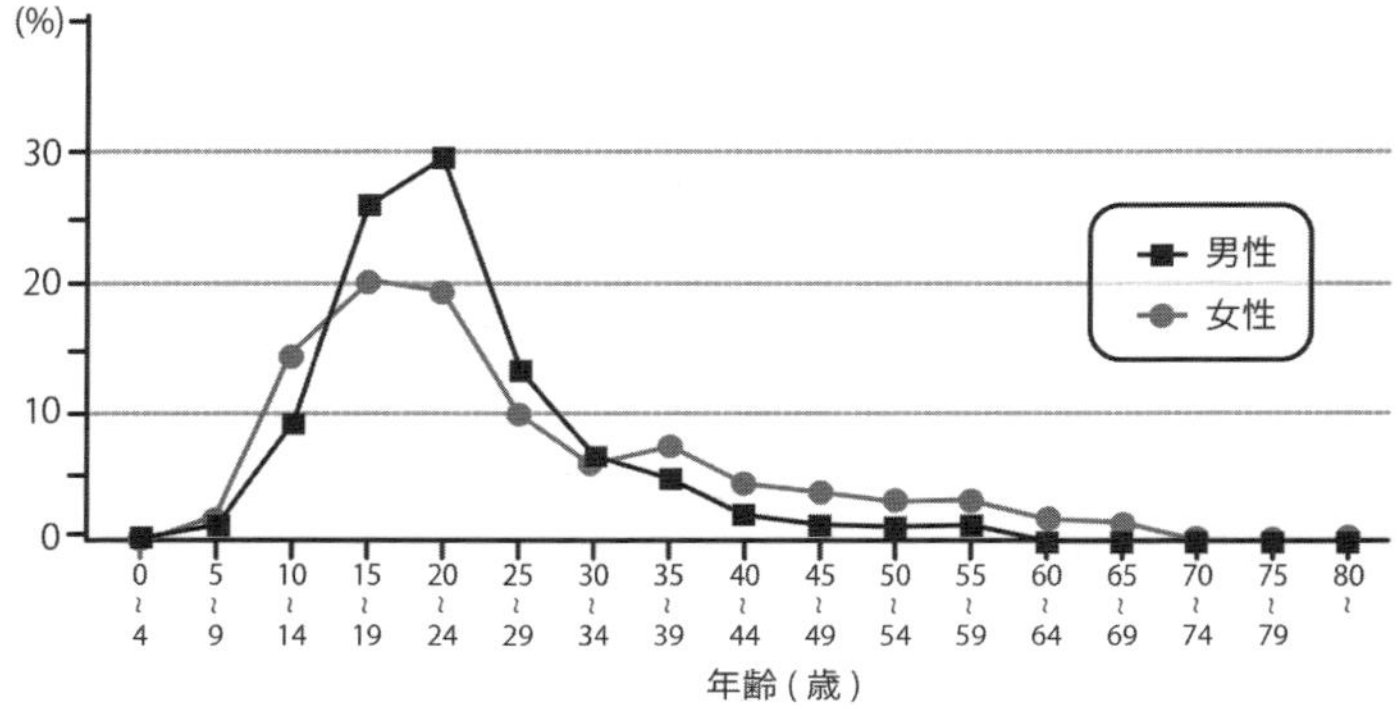

図１－１　男女別のクローン病の発症年齢の分布

「クローン病」とはどんな病気？

クローン病は、主に小腸や大腸に炎症や潰瘍ができる原因不明の病気ですが、免疫異常などの関与が考えられています。病変の多くは小腸や大腸で見られますが、口腔から肛門までの消化管のどの部位にも起こる可能性があります。炎症性腸疾患の一つで、厚生労働省から難病に指定されています。

日本では、一〇代後半から二〇代の若年者の発症が多く（図１－１）、二〇

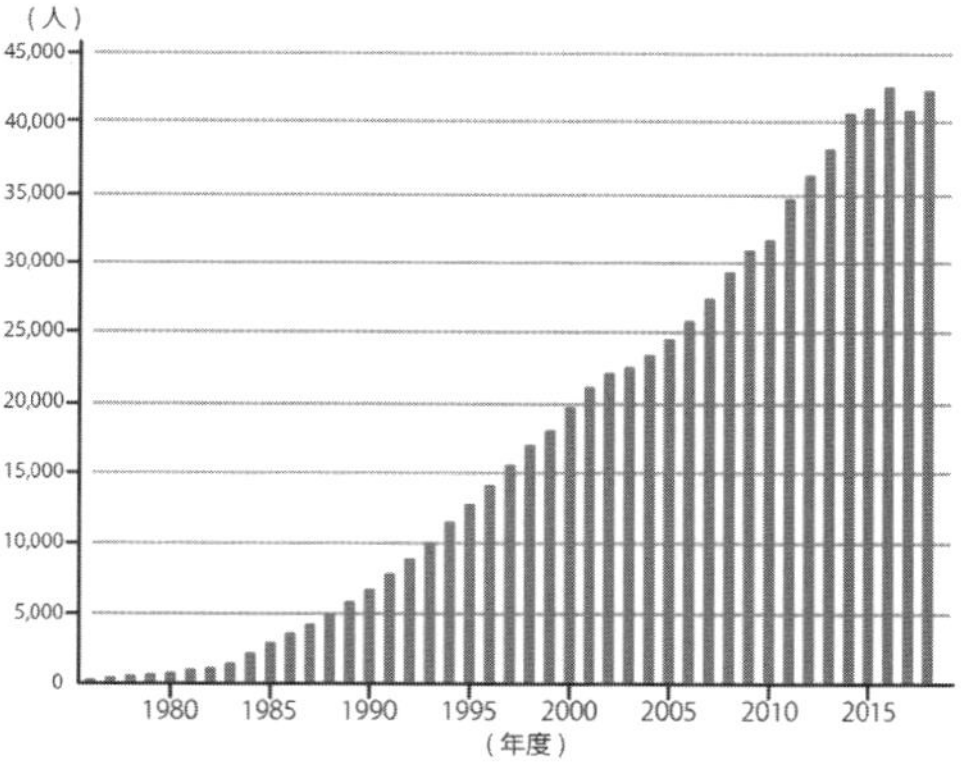

図1－2　クローン病の患者数の推移

二二年度末現在のクローン病の特定医療費（指定難病）受給者証所持者数は五万一八四人となっており、年々増加しています（図1－2）。

症状と合併症

主な症状は、腹痛、下痢、体重減少、発熱、痔瘻《じろう》（肛門内と肛門周辺の皮膚との間に細いトンネルが形成されること）などの肛門病変です。炎症を繰り返すうちに、腸管が狭くなる狭窄《きょうさく》や、瘻孔《ろうこう》（腸管に孔が開き、腸管と腸管、あるいは腸管と皮膚などがつながること）などが生じることがあります。腸管外の合併

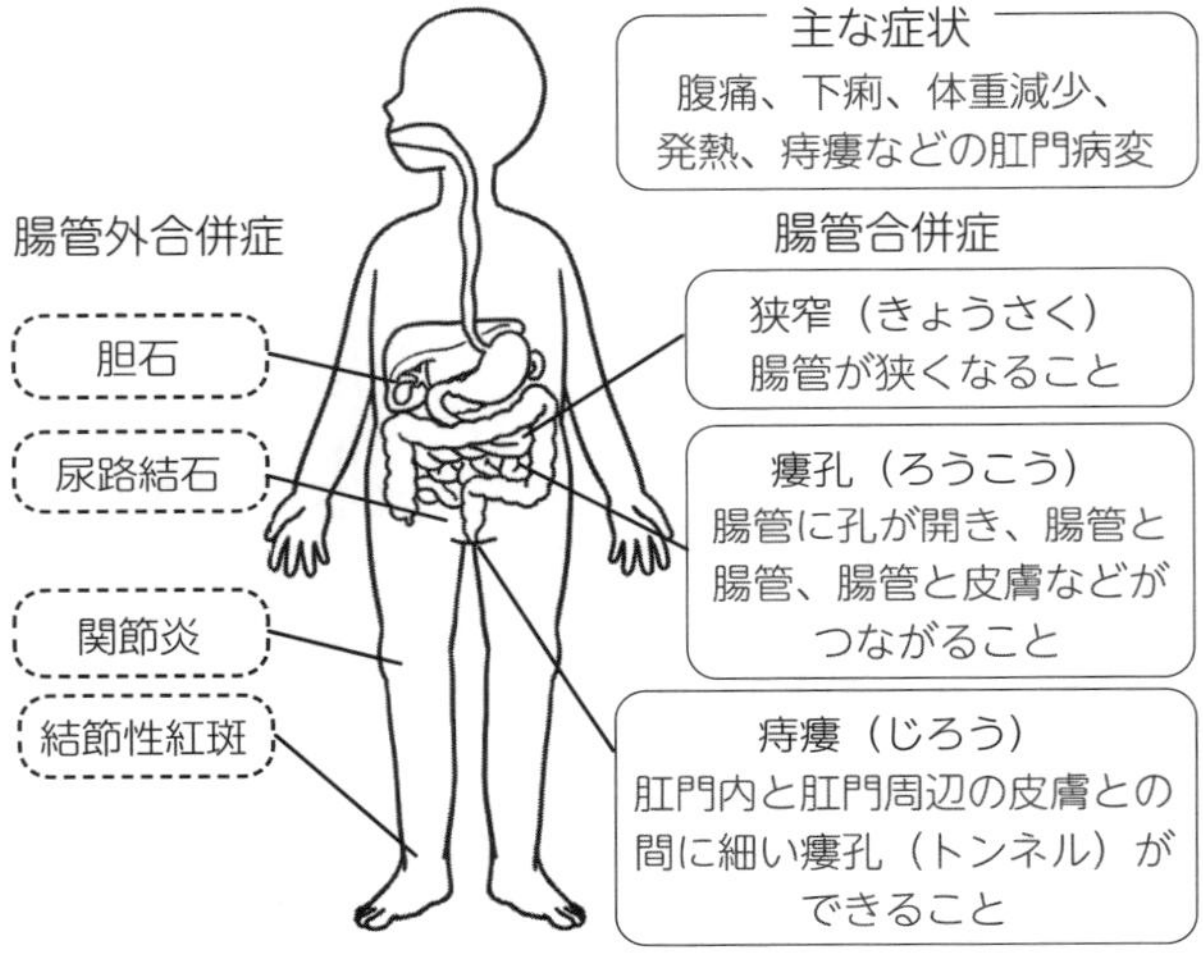

図1－3　クローン病の主な症状と合併症の例
クローン病は、消化管（口腔～肛門）どの部位にも病変ができる可能性がある。また全身にさまざまな症状が起きることが知られている。

症として、関節炎、結節性紅斑、胆石、尿路結石などが起こることもあり、症状はさまざまです（図1－3）。

活動期と寛解期

病変の部位によって「小腸型」、「小腸・大腸型」、「大腸型」などに分けられます。症状がある活動期と症状が落ち着いている寛解期《かんかいき》を繰り返すのがクローン病の特徴で、現段階では根治的治療は確立されていません。

表1－1　IOIBDスコア

1項目1点と数える。スコア2点以上なら活動期、スコア1点以下になれば寛解期と判断される。

IOIBDスコア	
①　腹痛	⑥　腹部腫瘤
②　1日6回以上の下痢または粘血便	⑦　体重減少
③　肛門部病変	⑧　38℃以上の発熱
④　瘻孔	⑨　腹部圧痛
⑤　その他の合併症	⑩　ヘモグロビン10g/dL以下

活動期か寛解期かは、症状や検査に加え、クローン病の活動性を判断するスコアのIOIBD（International Organization for the study of Inflammatory Bowel Disease：表1－1）、CDAI（Crohn's Disease Activity Index：クローン病の過去一週間の腹痛や下痢などの症状、合併症の数などを点数で評価する）などで総合的に判断します。

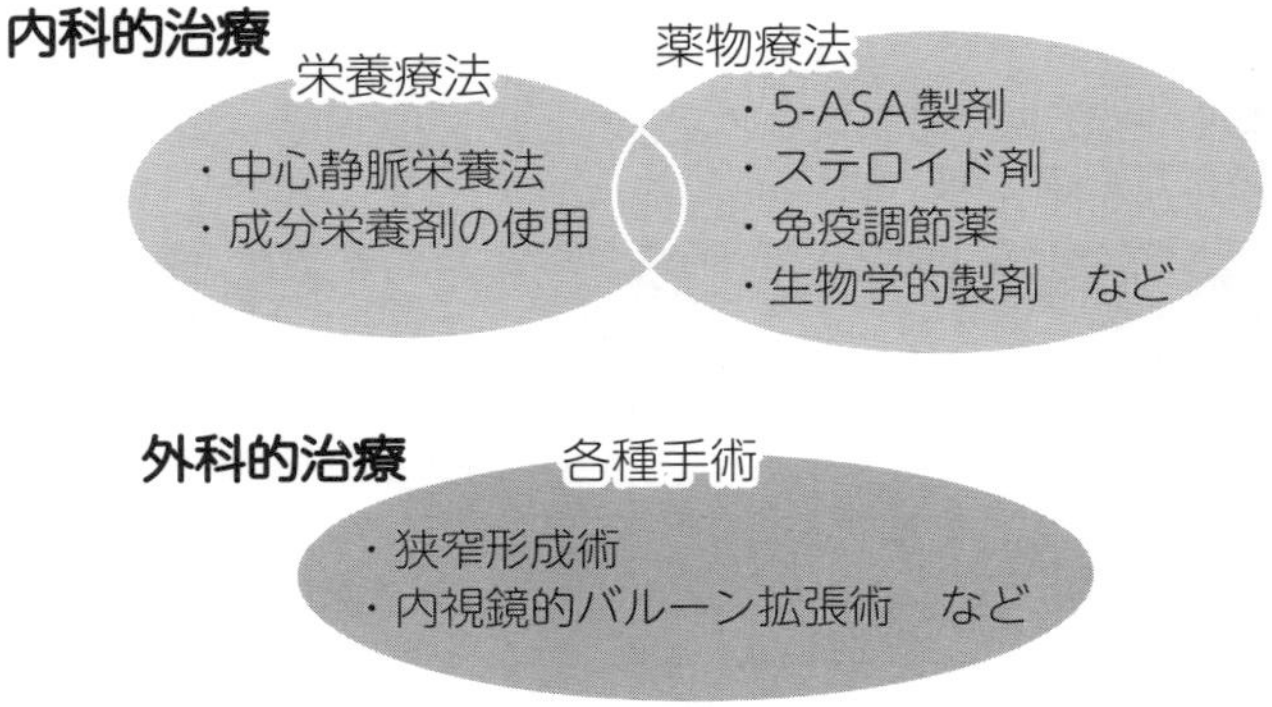

図1－4　クローン病の治療の基本は、内科的治療。
栄養療法と薬物療法を組み合わせて行う。狭窄がある場合は外科的手術も選択肢になる。

治療に際しての重症度は、ＣＤＡＩや合併症、炎症、治療反応を参考に軽症・中等症・重症に分けられます。

治療法

クローン病の治療は、基本的には栄養療法と薬物療法を組み合わせた内科的治療が行われます（図１－４）。

薬物療法で使う薬は患者さんの症状によって異なり、主に５－ＡＳＡ製剤、ステロイド剤、免疫調節薬、生物学的製剤の抗ＴＮＦ－α抗体製剤（レミケード）などが使われます。

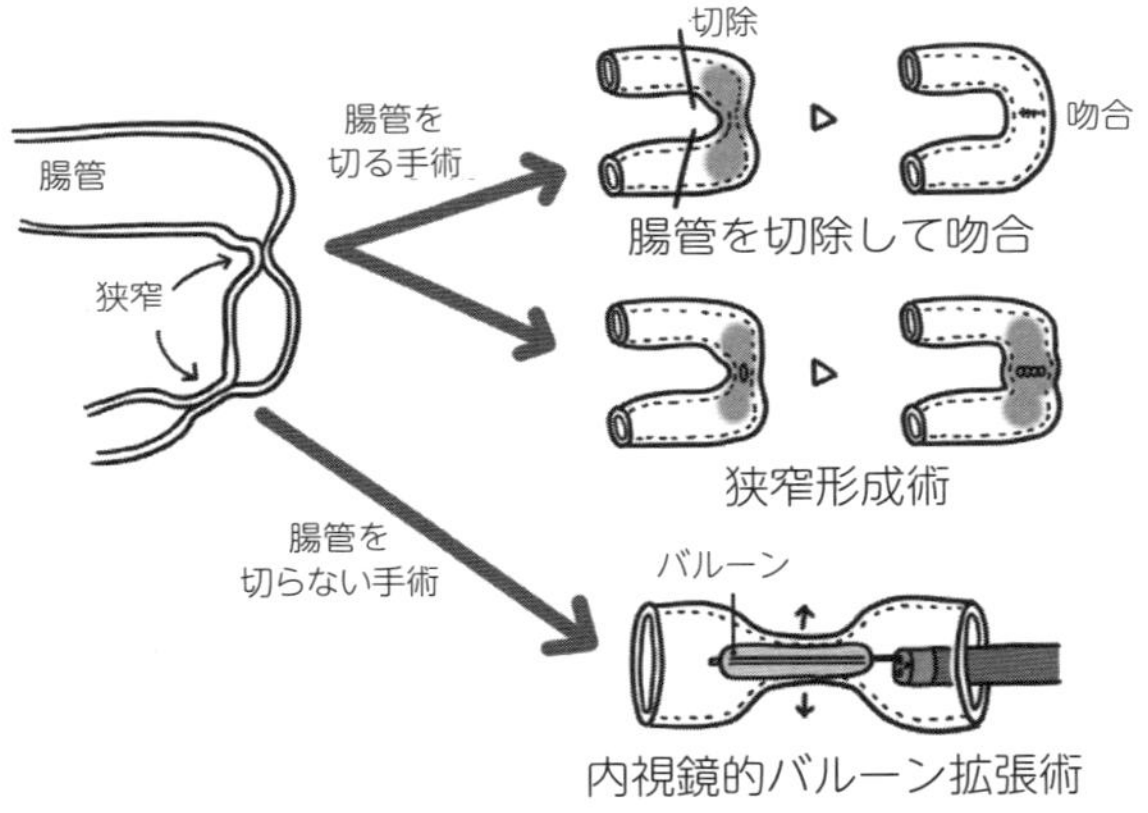

図1－5　狭窄に対する外科的治療の例

狭窄があれば内視鏡を用いて狭窄部を広げるバルーン拡張術が行われたり、重度の狭窄や瘻孔などがある場合は手術が必要になったりすることがあります（図1－5）。

寛解期では、消化がよくて腸に負担をかけない食事がすすめられていますが、食べてはいけない食品はありません。ただし、人によって体調が悪化しやすい食材があるため、体と相談しながら食事のコントロールをすることが大切です。

構成・編集部

参考文献
【ウェブサイト】
「クローン病（指定難病96）」．公益財団法人　難病医学研究財団／難病情報センター．
https://www.nanbyou.or.jp/entry/81
令和４年度末現在 特定医療費（指定難病）受給者証所持者数．同右．
https://www.nanbyou.or.jp/wp-content/uploads/2024/01/koufu20231.pdf

「クローン病の皆さんへ 知っておきたい 治療に必要な基礎知識（第４版）」．難治性炎症性腸管障害に関する調査研究（鈴木班）．
http://ibdjapan.org/patient/pdf/02.pdf

「潰瘍性大腸炎・クローン病 診断基準・治療指針（令和5年度改訂版）」．難治性炎症性腸管障害に関する調査研究（久松班）．
http://www.ibdjapan.org/pdf/doc15.pdf

「クローン病ってなんだろう?」．ＥＡファーマ株式会社．
https://www.eapharma.co.jp/hubfs/ED-J-2-PM-00020-4.pdf?hsLang=ja-jp

2章

病に振り回される日々

病気さえなければ

海外がだめなら日本で頑張るしかない。留学にドクターストップがかかった私は、細い細いつてをたどり国内で演奏の機会を探しました。一九八九年に、神戸文化ホールのコンサートに出演。同じ年に、フルートアンサンブル「エリオ」に入団しました。時代はバブルのはじけるちょっと前、みんなが金のフルートを持って、衣装はボディコンのミニスカート。ポップスからクラシック、ジャズまで演奏するという、従来のクラシックのフルートのイメージを覆すバンドでした。

翌年にはエリオの全国ツアーにも参加しています。入退院を繰り返し、顔はステロイド薬の副作用で腫れたままでしたが、フルートを演奏する機会には恵まれていたのです。

九一年、入院中の私は外出許可を得て、絶飲絶食のまま、日本フルートコンベンションのオープニングコンサートに挑みます。楽しくステージを終えて病院に戻ると、体に異常を感じ、倒れ込みました。四〇度を超える熱を出し、意識を失ったのです。外出するときには、一時的に点滴を止めて管（ルート）を体に固定します。そ

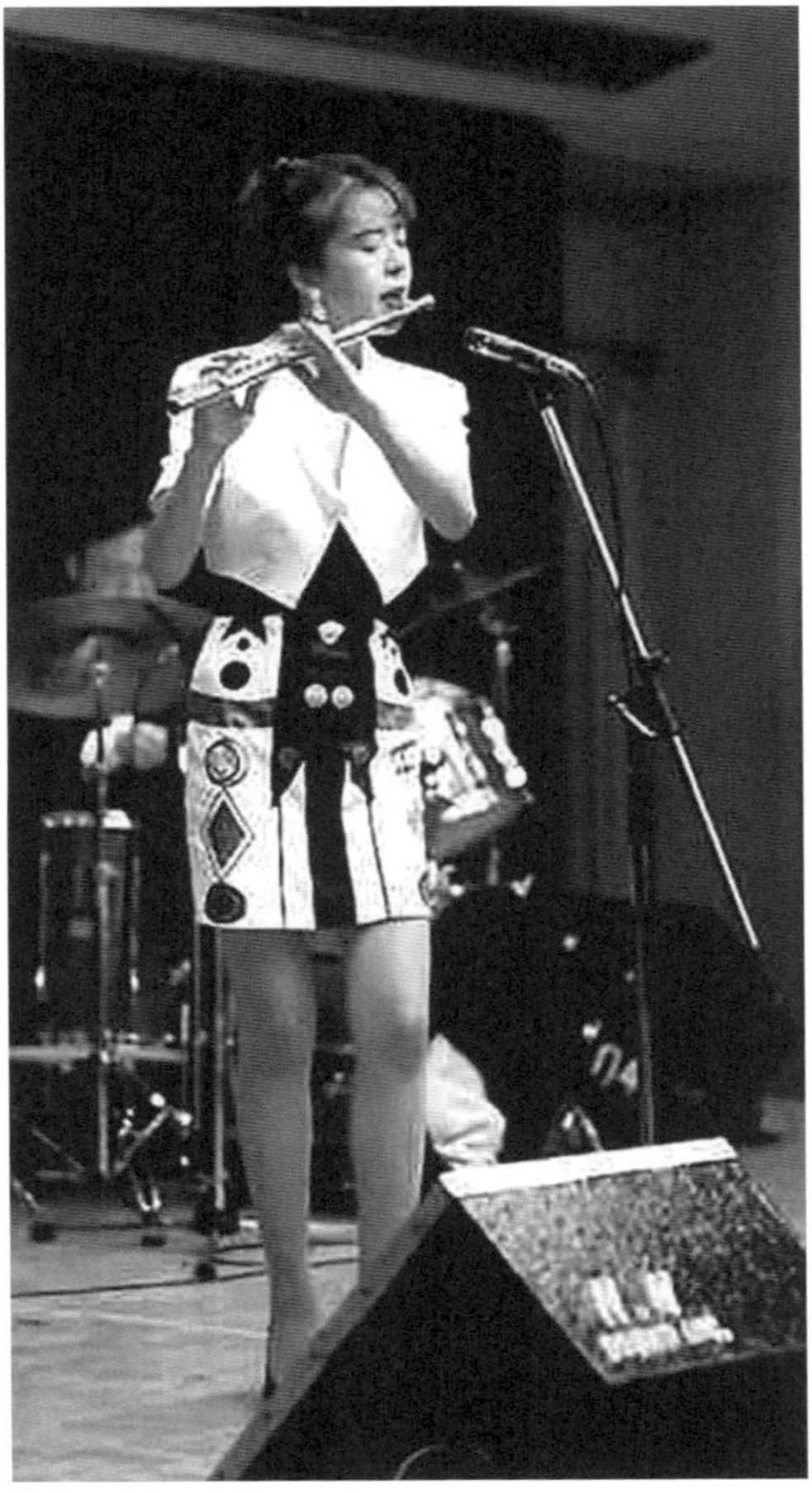

フルートアンサンブル「エリオ」で活躍していた頃
お尻に瘻孔ができては、入退院を繰り返し、体重は42kgほどしかなかった。

の点滴のルートからの感染でした。夏だったから汗をかいたのかもしれません。

実は、それまでにも意識を失うことは二、三度ありました。そのときは、二四時間持続するはずの点滴が夜中に一気に落ち、中に入っているインシュリンが効きすぎたことが原因でした。今回も目覚めると家族が傍にいて、ああ、また死にかけていたんだと、自分でもわかりました。

当時の私には、病気よりも、自分の夢に向かえないことが、つらく苦しいことでした。「病気さえなければ……」という思いを抱えながらも、病室の窓から見える空に、夢と理想を思い描いていました。

九二年、オーディションに合格した私は、オペラハウス管弦楽団の団員になっていました。世界で羽ばたく機会は失いましたが、日本国内で演奏できるチャンスに「頑張れば何とかなる！」と希望を持っていたのです。しかし、頑張れば頑張るほど病状はますます悪化していきました。

無理を超えて無茶をした日々

舞台は自分が休めば、誰かがその席に座るという世界です。三九度の熱が出ても、うずくまるほどの痛みがあっても、一日に何十回という下痢が続いていても、解熱剤や鎮痛剤や下痢止めを大量に飲んで練習や本番に行きました。歩くことさえままならない状態をごまかし続け、演奏できることを喜びに、仕事を最優先という生活をしていました。

九三年の夏、ＣＲＰが五を超えてきたので腸の検査をしました。すると、差し込むように痛んだ場所は小腸と大腸のつなぎ目であることが判明しました。そのつなぎ目は細くねじれ、太さは五ミリもないとのことでした。

「食べ物が詰まると危険。腸管を切除しないと危ない」と言われ、またしても緊急入院となったのです。

今回は、今までの瘻孔《ろうこう》の手術とは異なり、細くなった腸管を切除するため、開腹手術になると主治医は説明しました。開腹するのは怖いし、お腹に傷ができるし、どうしても嫌です。他の方法はないかと聞くと、「五年くらい絶食したら、よくなるかもしれない」と言われ、絶望感に襲われました。

当時は今と違って特効薬はなく、クローン病の治療は、絶食とステロイド治療が主流でした。専門医がいる医大では、「クローン病の患者には、食事を与えないことが一番」という指導が徹底されていたようです。患者は「食べない患者」と「食べる患者」に分かれました。「食べない患者」は「よい患者」、「食べる患者」は「悪い患者」とされ、私は後者でした。

後からわかることですが、「食べない患者」と「食べる患者」の再発率はあまり変わらないそうです。いずれどちらも再発し、同じように手術になっていくことが今はデータで示されています。ただし、個人差があるので、軽症の人は食事療法でクローン病をコントロールできることもあります。とはいえ、私のような症状が重い患者は、食べても食べなくても同じ結果に至るようでした。

一切れのサンドイッチで命の危機

緊急入院した私の心は、すさんでいきました。

入院から一か月くらいが経ったある日、病院でできた友人と院内の面会場所で話していると、私の手もとにサンドイッチがやってきました。もちろん絶食中です。食べてはいけないことはわかっていたはずなのに、絶食に疲れてきっていたことと、自暴自棄とでもいうのでしょうか、「このくらいなら、大丈夫じゃないかな」と、一切れ食べてしまいました。

その十数分後、異変が起こります。

突然すごい吐き気がして全身が震え始めました。頭の中では命の危険を知らせるように赤いサイレンが鳴り響いています。様子がおかしいと駆けつけた看護師さんは、トイレの洗面台で吐く私を見て、緊急事態だと察知されたようです。その後のことはあまり覚えていません。

自分の想像をはるかに超える痛みが押し寄せ、ストレッチャーの上でのたうち回り、「早く痛みを止めてほしい」と叫んでいました。赤いサイレンはどんどん強く鳴り響いています。「検査が優先です」という言葉が聞こえ、そのうちに意識を失っていきました。

目が覚めたらＩＣＵにいました。姉が私の顔を見にきてくれたように覚えています。日曜日だったため、主治医が不在の中、当直の先生の判断で緊急手術が行われたようでした。

そして「腸閉塞《ちょうへいそく》を破裂させ、全身に膿が飛んでいた」と、聞かされました。病院内でのことでしたので一命を取り留めましたが、そうでなければ死んでいたと思います。でも、この手術がどれほど緊急を要するものだったのかを思い知らされるのは、この後のことでした。

一般病棟に戻って一週間後、抜糸をするときのことです。腹帯を開く看護師さんの表情がくもったのが気になりました。何だろうと、お腹を覗き込んだら、お腹の上に何か出ています。自分の右腹部に小腸でつくったストーマ（人工肛門）があることを知りました。

私の命を守るための選択だったそうです。小腸の一部、回腸でつくられていました。看護師さんたちも私にどう告げればよいのか、わからなかったのでしょう。その日まで誰も教えてくれませんでした。自分に起きた現実に、ショックで言葉も出ませんでした。

緊急でつくられた回腸ストーマ（イレオストミー）は、管理がとても難しいものでした。通常なら体が曲がるようなところは避けてつくるようですが、私の場合、取りつけた位置が悪く、動くたびにストーマから便が漏れ出すのです。

便といってもほとんどが水分でした。消化機能も正常に戻らず、だーっと勢いよく流れ出てきます。捨てても捨てても出てくるので、しょっちゅう脱水を起こし、手足が震えたり、つったりするような状態になりました。しかも、漏れて肌につくと、肌が荒れて痛いんです。

半年ほど入院しましたが、ストーマの管理の大変さと自分の体調の悪さで、もうへとへとでした。普通に暮らすこともままならず、今後、演奏活動に戻れることはないと、それまでのすべての夢をあきらめました。

生きるか、命を絶つか

ストーマの管理と脱水症状が続くことなどから、フルートを演奏する気力はなく、どこかに行きたいとか、何かをやりたいという思いもありません。安定しない症状に、もう何もかも無理だと思った私は、引きこもるしかありませんでした。当時は、今のようにインターネットが普及していません。自分の今の状態を調べることも、可能性を見つけることもできず、この先どう生きればいいのか、まったくわかりませんでした。

明日はどうするのか、一年先はどうなっているのかと考えると、苦しくなります。たまらなくなって精神科を受診しました。すると、精神安定剤や睡眠薬がたくさん出ました。薬と飲むと、ずっとぼんやりして、つらさが紛れます。

自分が「普通の人生のレール」から落ちこぼれたようで、誰とも会いたくないと心を閉ざしていきました。

苦しいつらいと言い続ける私に、精神科医は「新しいお薬を出そう」と向精神薬を処方しました。たまたまその日、見舞いにきていた友人がその薬を見て、驚いた表情で「これはあなたが飲む薬じゃない！」と言いました。彼女は精神科に勤めていて向精神薬は私には必要ないと、その服用を止めてくれたのです。

今考えると、とてもありがたいことでした。何も知らない私は「この薬でもっと楽になれる」と処方のままに飲んだと思うのです。あの瞬間がなければ、私はどうなっていたのだろうかと思います。

当時の私は、夢も目標もなく、生きることに疲れ果て、もう死んでしまいたいと思っていました。こういう状態を「絶望」というのでしょうか。

「この薬を全部飲んだら死ねるのかな」

目の前にある精神安定剤や睡眠薬を眺めて、毎日、どうやったら死ねるかなと考えていました。同時に不安も湧き上がります。「もし目が覚めて、今よりもひどい状態になっていたら……」と思うと薬は飲めません。ビルから飛び降りようか、とも考えました。でも、万一、死ねなかったら、余計な苦しみを持って生きることになるかもしれない。そんな迷いが行ったりきたり。死ぬことは、そうそうできるものではないと気がつきました。

阪神淡路大震災が変えた心

死にたいと思っていた私でしたが、九五年の阪神淡路大震災で被災したことを機に、気持ちが変わっていきます。

この年の一月一七日、淡路島北部を震源とする大地震が発生し、神戸は震度六を記録しました。私は一人暮らしをしていた神戸駅近くのマンションで被災しました。二八歳のときです。

揺れの直後、家を飛び出し、明るくなるまで外をうろうろとしていました。携帯電話はまだ普及しておらず、街角の公衆電話には長い列ができていました。お金も何も持たずに飛び出した私は、その行列をぼう然と眺めるしかありません。

すると、電話を終えた人が、私に一枚の十円玉を握らせてくれました。列に並び、その十円玉で実家に電話し、両親の無事を確認でき、被害のなかった神戸市北区の実家に戻ることができました。

実家のテレビでニュースを見ていると、亡くなった方たちの名前が次々に流れてきます。何十万人という人が、寒い避難所にいるのに、自分は電気も水もある不自由ない家にいる。あれほど死にたいと思っていたのに、温かい飲み物を飲んでホッとしていることに複雑な思いでした。

多くの人が命を落とされた。
どうして自分じゃなかったのか。
そんなことを考えても何も始まらない。
今、自分は生きている。
命があるなら、生きなあかん。

そういえば、

「クローン病は治らない」って言ってたけど、「クローン病で死ぬことはない」とも言ってたな。


やっと、その言葉の意味がわかったように思います。自分の明日をつくるのは自分しかいないことが、やっと、やっとわかったのです。

この日から、「生きる」にはどうしたらいいかと考えるようになりました。当時の私にとって、生きるとは「自分の力で働く」ことでした。

再び訪れた試練

病になんて負けるもんか！　持ち前の負けん気が強い自分が戻ってきたようでし

た。「演奏活動ができないのなら、アルバイトでもしよう！」意識が生きる方向へと向かい始めました。

震災から一年後に、近所の楽器店で求人の貼り紙を見つけ応募。アルバイトをすることになりました。ストーマの不具合は依然続いていましたが、座ってできる仕事だし、家からも近い。何とかなるのではないかと働き始めました。以前のように頑張りすぎなければ、体の状態は落ち着くのではないかと思っていたのです。

しかし、アルバイトを始めて一年も経たない頃、原因不明の高熱が三日ほど続きました。九七年の春のことです。その熱が引いたときに、おへその横に針で刺したような小さな孔が開いていることに気づきました。孔からは膿のようなものが少しずつ流れ出てきます。絶望から這い上がろうとしている最中の出来事でした。

「明日になったら、孔は塞《ふさ》がっているかもしれない」
「誰にも言わなかったら、ばれないいんじゃないかな」

そう思うものの一向によくならず、病院に行くことにしました。

外科を受診すると、穿孔《せんこう》という深い潰瘍《かいよう》が腸にできて、皮膚まで孔が開いてしまった状態であることがわかりました。クローン病で手術をすると、縫合部がまた狭くなり（狭窄）、腸閉塞を起こすことが多々あります。今回は、その狭くなったところから、お腹に向けて孔が開いたようでした。孔を塞ぐには手術が必要で、またしても緊急入院となりました。

心が凍りつき、「生きる」気持ちがしぼんでいくのがわかりました。

ようやく自分が働ける場所、生きる場所を見つけたのに……。

検査を受け、外科医のカンファレンスが何度も行われましたが、この小さな孔を塞ぐ方法はわからないという結論でした。

主治医からは「一度、開腹して中の様子を見させてほしい。その状態を見て、外科医みんなで検討し、手術法を決めて、半年後にもう一度手術をしましょう」と言われました。

さすがに驚いた私は、「この小さな孔を塞ぐために一回お腹を切って、また半年後にお腹を開けるということですか？　先生の娘さんが、この症状だったとしても同じ手術をしますか？」と聞きました。すると主治医は「この方法しかないのなら、そうします」と言うのです。

とても信頼できる大好きな先生なのですが、私は二度もお腹を切る、という現実を受け入れられませんでした。

転院への道

二度もお腹を切るのは嫌だと思う一方、そのまま放置するわけにもいかないことは私にもわかっていました。でも方法がわかるはずもなく途方に暮れていました。そんなときに、見舞いにきてくれた同じクローン病の友人から、東京の専門医への受診と転院を強くすすめられました。

「自分のことやろ！　しっかりしろ！」と言うのです。

しかし、体も気持ちもボロボロの私には、そんな勇気も体力もありません。その頃、父は脳梗塞で倒れ、母は父の介護をしていましたし、姉は出産間近という時期でした。誰も私についてこられないのは、わかっていました。東京にはとても一人では行けません。まして、当時は「転院はご法度」というような時代でした。母に話してみても「やめなさい。これまでお世話になった先生に何て言うの！」と大反対されました。

自分には転院は無理だとあきらめかけていたとき、いつも仲良くしてくれる看護師さんたちがやってきました。ぐるりと私のベッドを囲みます。そこに師長さんが現れて言いました。

「さくらいさん、東京に行きなさい」

家族以外の誰にもこの話をしていないのに、なぜそんなことを、と一瞬考えましたが、状況を飲み込んだ私は「転院するなんて先生に言えないし、両親も反対です」と、できない理由をあれこれと並べ始めました。そんな私の不安を看護師さんたちは一つずつ消していきます。

「先生には私たちから伝えるから大丈夫」

「必要なものも揃えますよ」

と、背中を押し続けてくれます。それでも勇気の出ない私は最後の不安を口にしました。

「もし、東京に行って手術を受けたら、神戸に戻ってきたときに、先生はもう私を診てくれないんじゃないかな……」

心細げな私に師長さんは「先生は、そんな心の狭い人ではありませんよ」と即答。私の不安をすべて消してくれました。それでも内心ドキドキします。こんな大それたことを勝手に決めていいんだろうか。

その日の夕方、外科の主治医がベッドサイドにやってきました。怖くて真っすぐ先生の顔を見ることができません。すると先生から「東京に行くんだって？」と声をかけられました。

怒られるに違いない。首をすくめた私に先生はこう言いました。

「東京に行くんやったら、日本一の治療を受けてこい！　元気になって帰ってこなかったら、僕は君を診ないからな」

ニコッと笑って言ってくれたのです。普段は強面な先生の笑顔と力強い言葉が心に響きました。本当にかっこいい先生です。当時、転院を快く許す医師は珍しいですし、こんな言葉はなかなか言えないと思います。

転院のことを看護師さんに話したのは、おそらく見舞いにきてくれた同病の友人だと思われます。長い入院生活の間に、同じつらさを共有できる患者同士でいろんな話をしたものです。友人はよりよい治療を求めることを私に教えてくれたのです。

主治医や看護師さん、同病の患者さんの応援を受けて、私は勇気を出し、専門医がいる東京の社会保険中央総合病院（現・東京山手メディカルセンター）に電話をしました。「とにかく、診察をしましょう」ということになり、看護師さんたちが、これまでに撮ったレントゲンフィルムを準備してくれました。当時のフィルムは大きく、それが何十枚もとなると相当な重さでした。

そして東京に向かう日がやってきます。大荷物を抱えて新幹線に乗り込みました。

column 2

ストーマ（人工肛門）とは？

クローン病の患者さんの中には、手術による影響や腸管病変によってストーマ（人工肛門）をつくる人がいます。ストーマとは、腸や尿管の一部を体の外に出してつくった、便や尿の出口のことです。

ストーマには、便が排出される「消化管ストーマ」と、人工膀胱などの「尿

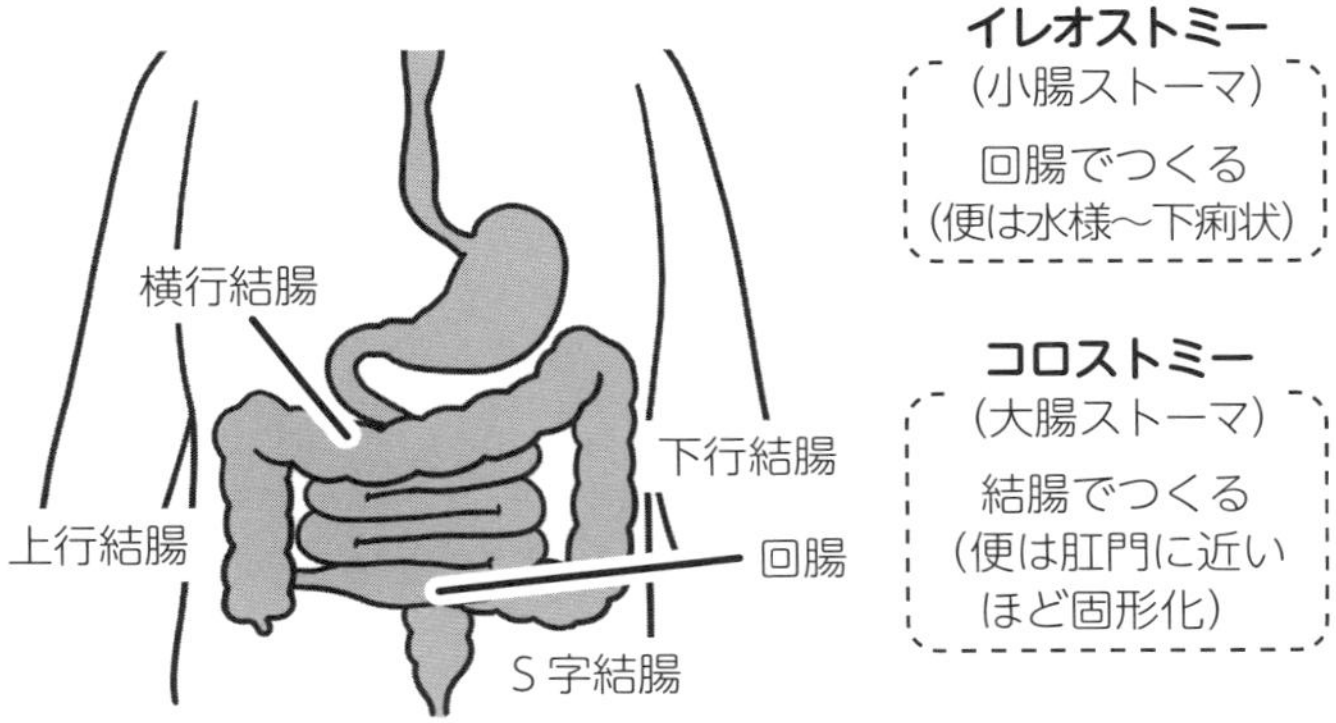

図２－１　小腸と大腸の部位の名称とストーマの種類

路ストーマ」があります。

ストーマの種類

「消化管ストーマ」は、ストーマがつくられる場所によって、さらに二つに分けられます。小腸（回腸）でつくる「イレオストミー」と、大腸（結腸）でつくる「コロストミー」です。

コロストミーは、さらに結腸の部位から「上行結腸ストーマ」、「横行結腸ストーマ」、「下行結腸ストーマ」、「S字結腸ストーマ」に分類され、直腸（肛門）に近くなるほど便は固形化していきます（図２－１）。

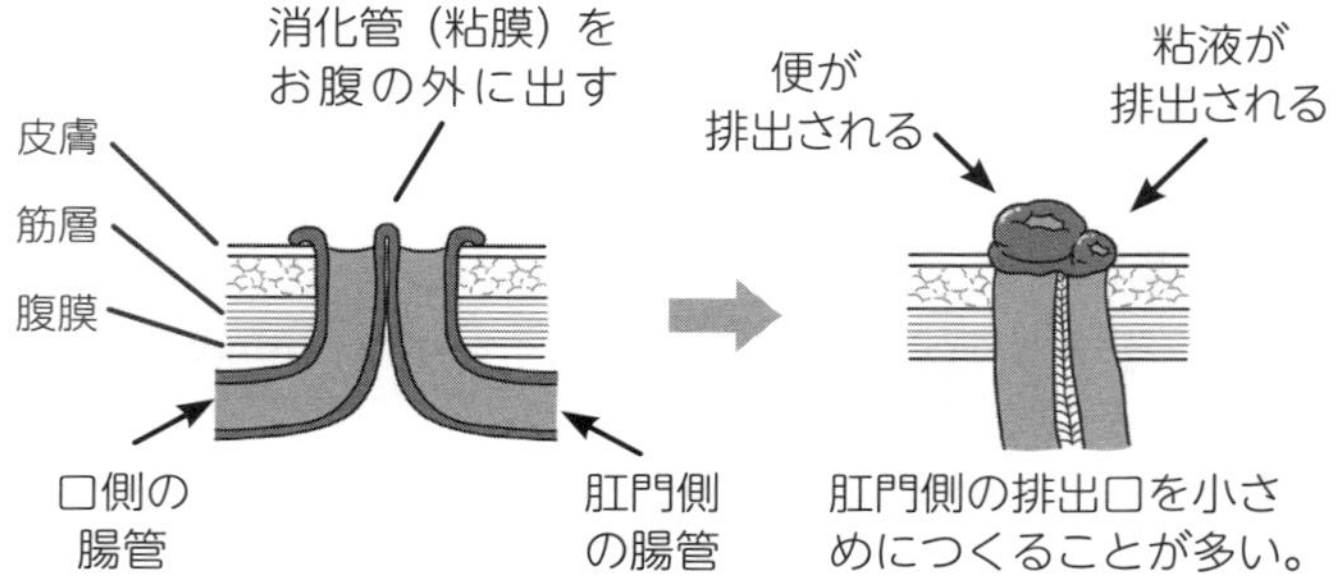

図2－2　双孔式ストーマの造設手法の一例

ストーマは、粘膜なので色は赤い。痛覚はなく、粘液などで常に湿っている。このストーマを覆うように、便をためる装具を取りつける。

イレオストミーの場合は、水様から下痢状の便が排泄されます（個人差があります）。また、含まれる消化酵素のために、便がアルカリ性になっています。

ストーマには、生涯使う「永久的ストーマ」と、一時的につくった後に肛門からの排泄に戻る「一時的ストーマ」があります。

ストーマは、粘膜が体の外に出るため、梅干しのような赤い色をしています。痛みを感じる神経がないため、触っても痛くありません。排泄口が一

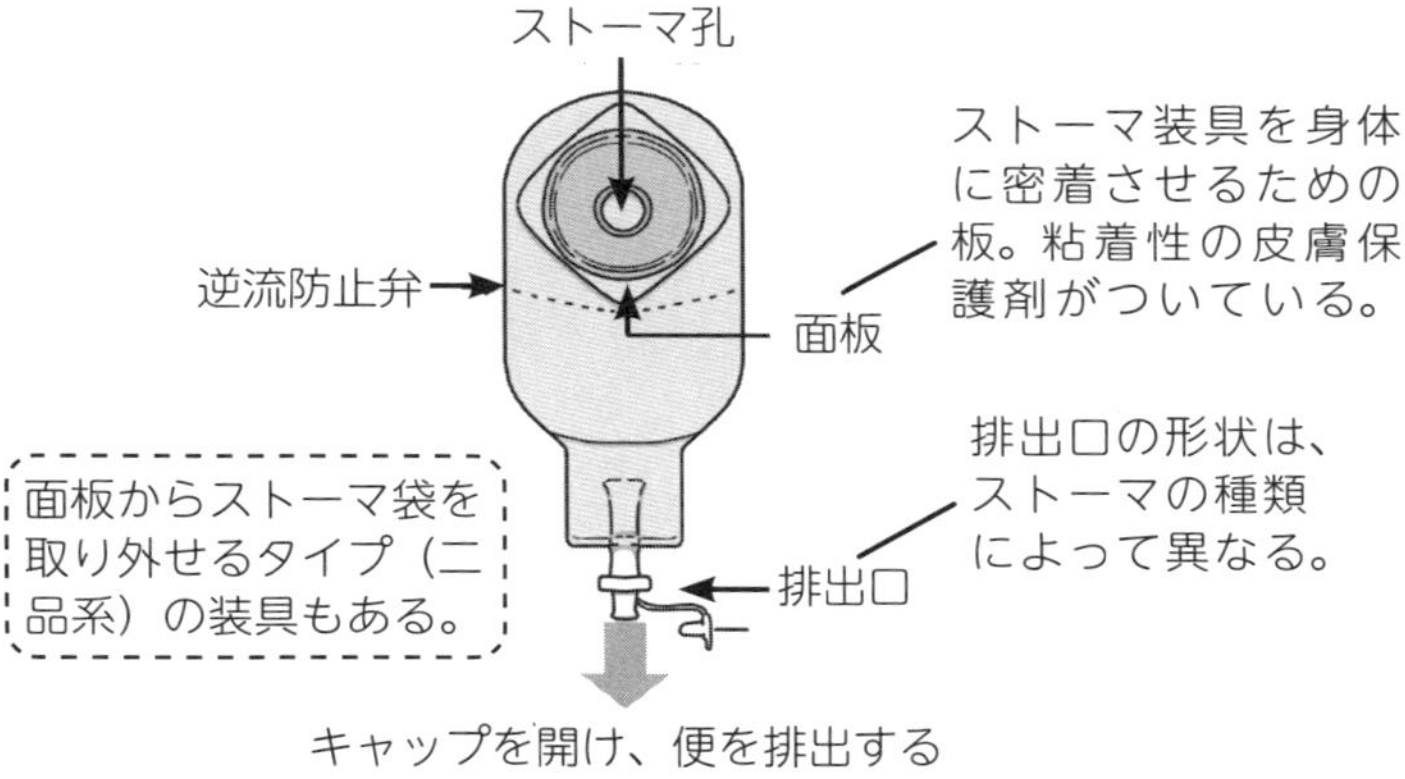

図2－3　ストーマ装具の例（イレオストミー単品系）

つの「単孔式《たんこうしき》ストーマ」と、排泄口が二つの「双孔式《そうこうしき》ストーマ」があります（図2－2）。

ストーマ装具

ストーマを造設すると、便意を我慢するなどの調節ができず、自分の意思とは無関係に腸内で消化吸収されるたびに便が排泄されるため、便をためるストーマ装具の装着が必要になります（図2－3）。

お腹にストーマ装具を装着し、そこに排泄物がたまってきたら、トイレで排出処理をします。この装具は一定期間の頻度で交換が必要で、新しいものにつけ替えます。交換頻度は、使う装具によって異なります。

なお、ストーマを保有している人のことを「オストメイト」と言います。公共施設などにある「オストメイト対応トイレ」には、オストメイトが立ったまま排泄物の処理ができる流し台や、ストーマ装具の交換・装着などができる設備が設けられています。

構成・編集部

参考文献

【ウェブサイト】

「オストミー用語解説集」：（公社）日本オストミー協会：
https://joa-net.org/glossary-cat/gcat3/

「ストーマケアと暮らしのガイドブック　消化管ストーマ・尿路ストーマ用」：コロプラスト：
https://www.coloplast.ca/Global/Canada/Global%20Educational%20Ostomy%20Tools/Japanese-Guidebook-for-Ostomates.pdf

「ストーマ（人工肛門）について」，がん研究会 有明病院，
https://www.jfcr.or.jp/hospital/conference/total_care/woc/artificial_anus.html

「クローン病でストーマが必要となる病態」，医学出版，
http://www.igaku.co.jp/pdf/1810_wocnursing-3.pdf

「消化器ストーマ（コロストミー・イレオストミー）の基本知識―種類と造設を行う疾患」，
ナース専科，
https://knowledge.nurse-senka.jp/232679/

3章

日本一の治療を受ける

東京で見えた希望の光

東京の社会保険中央総合病院で担当してくれたのは、クローン病の治療に長けたT先生でした。

七月に、まず日帰りで受診したのですが、レントゲンフィルムを診ただけで、「このイレオストミー（回腸ストーマ）は外せるね」と言うではありませんか。私を悩ませているストーマを閉じて、もとに戻すことができる?! 考えてもいなかったことで、夢を見ているようでした。

即座に手術法も決まりました。この病院で入院治療をした後、T先生の信頼が厚いS先生がいる横浜市立大学附属病院で手術することになったのです。S先生は当時、「腸管を切るなら日本一」と言われた医師でした。

T先生は「手術を含めて、入院期間は二週間くらいみてください。ただ、体重を増やさないといけないね」と言いました。暗闇の中に希望の光が見えたようでした。

生きる希望があるかないか。それは、症状をも変える力があるのでしょうか。行きは引きずるように重かったはずのレントゲンフィルムが、帰りはまったく重く感じなかったのです。足取りも軽やかで何年振りかに笑みがこぼれました。

一週間後、再び東京に向かい、社会保険中央総合病院に転院しました。ここには、炎症性腸疾患の患者さんがたくさんいました。中には、「手術前だから」とハンバーガーを食べる人もいて、患者さんは明るく過ごしているように見えました。

入院するとすぐに、今まで服用していた精神安定剤と睡眠薬が回収されました。Ｔ先生が私には不要と判断されたのです。「睡眠薬がないと眠れません」と訴えると、Ｔ先生は当たり前のように「ずっと起きていたらいいよ。ここは病院だから、君を絶対に死なさないから」と言います。なるほど、と思い、それ以上反発するのをやめました。

また、激しい下痢や痛みを止めるために、アヘンチンキという劇薬を薄めて飲んでいたのですが、それもどんどん薄められました。とても苦い薬なので、薄まっていることはすぐにわかります。不安からか離脱症状からか、体が震えたりしました。つらいと言っても相手にしてもらえず、結局、手術までに必要のない薬はすべてやめさせられました。

この頃の私の体重は、三七キログラムほど。手術に耐えられる体重にするために、点滴で三〇〇〇キロカロリーを投与。そのうえ食事も出るし、さらに成分栄養剤も飲まされました。一日に四〇〇〇キロカロリー以上の摂取です。毎日一キログラムずつ体重が増え、すぐに四〇キログラムを超えました。T先生は「人間ブロイラーや」と笑っていました。

横浜で日本一の治療を受ける

手術に向けた治療を終えた私は、横浜市立大学附属病院に転院します。庶民の私が日本一とされる治療を受けられるなんて、夢のようです。この病院には手術を待つ患者さんがたくさんいて、流れ作業のように一人ずつ手術室へ行きました。

術前の浣腸（肛門から薬液を入れ、排便を促す処置）がつらかったことをよく覚えています。以前の手術で温存していた大腸は何年も使っていません。そこに急に薬が流し込まれたものですから、それはそれは強烈な痛みが襲ってきました。全身が痺れ、息が止まるんじゃないかと思うくらいです。思えば、何年も使っていない腸管には残渣《ざんさ》も何もなく綺麗なはず。腸管内を浣腸で洗浄する必要はなかったなあと後で気づきました。

手術は二、三時間で終わりました。手術室から部屋に戻る途中、お腹に熱したフライパンをジューッと、当てたような熱い痛みで目が覚めました。痛み止めは効いているのかいないのか、一晩中眠れませんでした。それでも、こういう傷は日にち薬です。日に日に楽になりました。

お腹に手を当てると、ストーマがありません。人生を悩ませていた苦しみから開放されたようで、うれしくてたまりません。ただ、それまで使っていなかった大腸はあまり機能せず、肛門も以前、括約筋を切ってしまっているので締まりません。トイレに行きたくなったら間に合うのか、神戸まで一人で帰ることができるのか。とても不安でした。

そこで、同じ日に手術した友人と「練習をしてみよう!」と、外出許可を取り、病院近くの商店街まで行ってみました。外に出ると、気持ちが下痢の心配ではなく他に向くからか、緊張感はあるはずなのに、小一時間の外出を楽しみ、無事に病院に戻ることができました。こうなったらどんどん距離を延ばしてみようと、前向きな気持ちになります。再び許可をもらって、今度は元町へ繰り出しました。タクシーも使いましたが、不安もなく問題はありません。

退院したのは八月の暑い日でした。新幹線の車内で、これまでのことを振り返り、私は生きる決意を新たにしました。

「クローン病のことを隠さずに生きていこう」

これからの人生、社会復帰を目指すために、最初に決めたことでした。

クローン病の患者さんに伝えたいことがあります。神戸の病院から東京の専門医を受診し、腸管の手術で日本一と言われる医師に治療をしてもらった経験は、私の人生を変えました。そのことから、皆さんにも日本一と言われる治療を求めてほしいのです。自分で望み、その道を探し出そうと進めば、最新で最高の治療を受けられる可能性が見つかります。情報弱者という言葉があるように、治療についても、自分で情報を得ていかないと、何年も遅れた治療を受けることになります。そのことに何の疑問も持たないままだと、いつまでも病気に支配される人生を送ることになります。情報を得て、自分で決める。これが一番大切です。

神戸の主治医の挑戦

神戸に帰ってきて一年も経たないうちに、またお腹がぎゅーっと痛くなってきました。神戸の病院で検査を受けると、手術した腸管の縫合部が狭窄していることがわかりました。これまでもそうでしたが、手術で腸管を切除して縫合すると、だいたたい縫合したところから再発し、悪化するのです。手術が悪いというのではなく、そういう病気なのでしょう。内科の主治医は「また切らなあかんかな」と言いました。横浜で手術したばかりなのに。

また、お腹の傷を増やすの？　私は、横浜市立大学附属病院のＳ先生に電話をかけて状況を説明しました。すると、「明日にでもこっちにこれる？　外来でバルーン拡張術が受けれるよ」と言われたのです。

バルーン拡張術とは、バルーン（風船）をつけた内視鏡を狭窄しているところに入れ、膨らませることで広げていく手法です。腸管を切らないので、体への負担が少なくて済みます。当時はまだ、取り入れている病院は少なかったのではないでしょうか。私は神戸の主治医に、「横浜の病院では、外来で治療できるって言っていますよ」と伝えました。失礼な言い方だけど、本当のことです。

主治医は私に少し待つように言い、小一時間後、部屋に戻ってくると「そのバルーン拡張術、僕がやる」と言うのです。どうやら横浜のS先生と電話で話し、拡張法を教えてもらったようです。「ただ、この病院にバルーン拡張するための機械がないから、取り寄せるのに一週間かかるねん。僕が治すから一週間だけ待ってほしい」と言ってくれました。内視鏡の腕は天下一品と言われる先生です。

拡張術は無事に成功し、狭窄していたところは広がりました。当時、中央市民病院では腸管のバルーン拡張術は初めての試みだったようですが、その後は機械も購入し、次々と行われたようです。私のわがままが、後の人に少しでも役に立ったかなと思う出来事でした。

見落とされた十二指腸潰瘍

九八年から、選挙事務所などでアルバイトをするようになりました。腹痛は常にありましたし、腸管の縫合部が狭窄することが何度もあり、バルーン拡張術を繰り返していました。

そして九九年、強烈な痛みがやってきました。あまりの痛みに、エイリアンがお腹を突き破って生まれてくる映画のシーンが頭に浮かんだほどです。あきらかに腸の痛みとは違います。一か月以上がまんしましたが、ある日、この世のものとは思えない、緑色の排泄物が出ました。救急外来に行くと、また緊急入院でした。貧血が激しく、輸血をしたように覚えています。

ところが、胃と腸の検査をしたものの、「どこも何ともない」と言われます。それでも、エイリアンが生まれそうな痛みは続きます。苦しい苦しいとベッドの上でのたうち回っているのに退院だと言われました。主治医も看護師さんも、私が大げさに言っているると思っていたようです。

私は「このまま退院できません。もう一回、検査してほしい」と懇願しました。

そして、胃の再検査が行われました。やはり胃は綺麗です。しかし、念のためにと十二指腸までカメラを入れると、驚くほどひどい潰瘍が見つかりました。主治医は「本当に申し訳なかったです」と、あやまってくれました。

痛いときには「痛い」と言い続けないとだめですね。本当に見落とされる可能性があることを経験しました。

医師も人です。「この患者さんは腸が悪い」と思い込んでいると、「十二指腸に異常があるかもしれない」とは、なかなか気づかないようです。また、十二指腸潰瘍は、採血しても数値に表れないし、熱も出ません。ただ自分が痛くて苦しいだけなのです。このときは、下血と貧血がひどく入院となりましたが、中にはすごく見つかりにくいものもあるそうです。

何か自分に症状があって「おかしいな」と思うときは、自分が納得できるまで、とことん検査をしてもらう方がいいと思います。湧き起こる不安や疑問を抑え、医師に言われたままでいるのは、一番よくないです。自分の体ですから。

主治医は「あと一週間入院を」と言いましたが、「薬で治る」と聞いたので退院して、仕事に戻りました。薬は驚くほど効いて、あっという間に楽になりました。

クローン病は、消化器全体に病変ができると言われています。この十二指腸潰瘍も「クローン病ではないか？」という疑いがありましたが、検査をしてそうではないということがわかり、ホッとしました。

✵ 一つの記事から広がった講演活動

二〇〇〇年のこと。知人の会社を手伝う仕事をしていた私に、取材依頼がありました。神戸の情報誌に、難病の女性の社会復帰として紹介されたのです。この記事が私の人生を大きく変えます。

記事を読んだ、ある教育系グループの理事長だった大橋節子先生（現 環太平洋大学学長）から、同じ系列にあるクラーク記念国際高等学校の音楽教師として働きませんか、というお話をいただいたのです。大橋先生は「フルートをもう一度吹いて、これまでの経験を話してくれないかしら？」と、再び音楽にかかわる機会を与えてくれました。このことは次章で詳しくお話しします。

この講演のことが、いろいろな新聞で紹介され、女性週刊誌からも取材を受けました。さらに、週刊誌を見たというフジテレビの人から電話があり、「奇跡体験！アンビリバボー」という番組で私のことが取り上げられます。

最初の情報誌の記事から二年もしないうちの出来事でした。


さまざまなメディアで紹介されたことから、講演依頼があちこちからくるようになりました。二〇〇五年には講演活動は全国各地に広がります。その少し前には、人生のパートナーとも出会いました。夫は離婚するまでの一五年間、一緒に各地を回り、私の活動を支えてくれました。

講演会は、これまでに延べ一五〇〇回を数えます。

最初はフルートを吹いていたのですが、その後オカリナを習得。講演で試しに一曲吹いてみたところ、なぜか大変好評でした。やわらかい音色が心に響くのでしょうか。今ではすっかりオカリナの音色に魅せられています。

4章

再び舞台へ

七年ぶりのフルート演奏が人生を変えた

クラーク記念国際高等学校の生徒さんの前で、七年ぶりにフルートを吹いたときの話を詳しくさせていただきます。

この高校には、不登校などで挫折を経験した生徒さんがいました。当時、そこの校長を務めておられた大橋節子先生から、こんなオファーをいただいたのです。

「二週間後にイベントがあるの。あなたの時間を二〇分準備するから、病気でつらかった体験や、今、頑張れていることを話してくれない？　そしてフルートの演奏をしてほしい。生徒たちにあなたの話を聴かせたいの」

私の返事を待つ間もなく、電話は切られました。

突然の話に、言葉が出ません。かつては、毎日練習していたフルートですが、七年もの間、フルートのケースに触れることすらありませんでした。それに、まだ人に会うのも億劫な頃でした。

「七年ぶりに、人前でフルートを吹くなんて無理……。しかも、二週間で準備するなんてできない。そのうえに、話をするなんて絶対無理」

断るなら早くしないと、と思って電話を持ったときに、自分の中から違う思いが湧き上がりました。

「できないって言っていいの？」

私はその頃、自分に「できないって言わない」と約束していました。何が何でも働いて生きて行こうと、決意はしていました。でも、パソコンもできないし、コピーすら取ることができませんでした。これもあれもできないでは、社会で通用するわけがありません。だから「できない」という言葉を封印したのです。そのことを思い出し、電話をかける手が止まりました。

「本当にできないの？」

勇気を出して、フルートのケースを開くと、「今、できないって言ったら、二度とフルートを吹くチャンスはこないかもしれない」と思えてきました。そして、私は「やる！」と決めました。そこには、いつもチャンスを掴んできた自分がいました。

イベントの当日は、高校生だけでなく、行政関係者など合わせて六〇〇人くらいの人が集まっていました。友人から借りたドレスを着て出番を待ちます。緊張のあまり足が震えて、逃げ出したくなりました。「やっぱり断ればよかった。今でも間に合うんじゃないか？」そんな思いでいっぱいです。もう無理だと、本当に逃げ出そうとしたときに、司会者が私を呼び込みます。ああ、もう戻れない……とステージに向かいました。

不思議です。

ステージに出ると、足の震えが止まりました。そして、スポットライトに包まれると、「やっとここまで戻ってこられた」と、何とも表現のできないうれしさが込み上がってきました。弱々しい音で二曲演奏し、弱々しい声で原稿を読み、ありがとうございましたと、深々とお辞儀をすると、大きな拍手が聞こえてきました。この瞬間、「できないって言わなくてよかった」と心から思いました。

人生を変える大舞台でした。この様子が新聞や週刊誌などに掲載され、テレビの取材、講演の依頼へと広がっていくのですから。

あの日、「やる！」と決めた自分がいるから、今の私がいます。

舞い込む講演依頼

次に講演依頼があったのは、神戸で開催された人権講演会でした。知人から、「講師をやってみて！」というお話をいただいたのです。

このときも、最初は「そんなん無理」と思いました。できるとかできないとか、そういう問題ではなく、人権という難しいテーマを、私がしゃべれるわけがない、と思ったんです。

ところがその方は、「やってみて、やってみて！」と強くすすめてくれたのです。有名な人も候補に挙がっていると聞いていたので、選ばれないだろうと思い、いいですよと返事をしたら、私に決まってしまいました。

「どうしよう！」と本当に焦りました。話す時間は九〇分。引き受けた以上、やるしかありません。されど九〇分……。人前でそんな長いこと話せるわけもない。

そこで、「そうだ！　フルートを吹けばいいんだ！」と思いついたのです。持ち時間の半分をコンサートにすればいいんじゃないかと最初は思いましたが、あとの半分でも話す時間は四五分もあります。考えた挙句、トークの合間、合間に演奏することにしました。

依頼内容は、闘病から社会復帰までの話をしてくださいとのことでした。自分のストーリーを組み立てて、フィットする曲を選んでみよう。参加している人が知っている曲がいいな。楽器紹介をするのもいいな。次々とアイデアが浮かびます。誰に教えられるわけでもなく九〇分の構成をつくり、本番に挑みました。

　演奏をしていると、泣いている人の姿も見えます。終了後に多くの方が楽屋を訪れてくれ「心が洗われた」と言ってくださいました。音楽の力に支えられた講演は、その後も大好評で、依頼が次々と舞い込むようになりました。

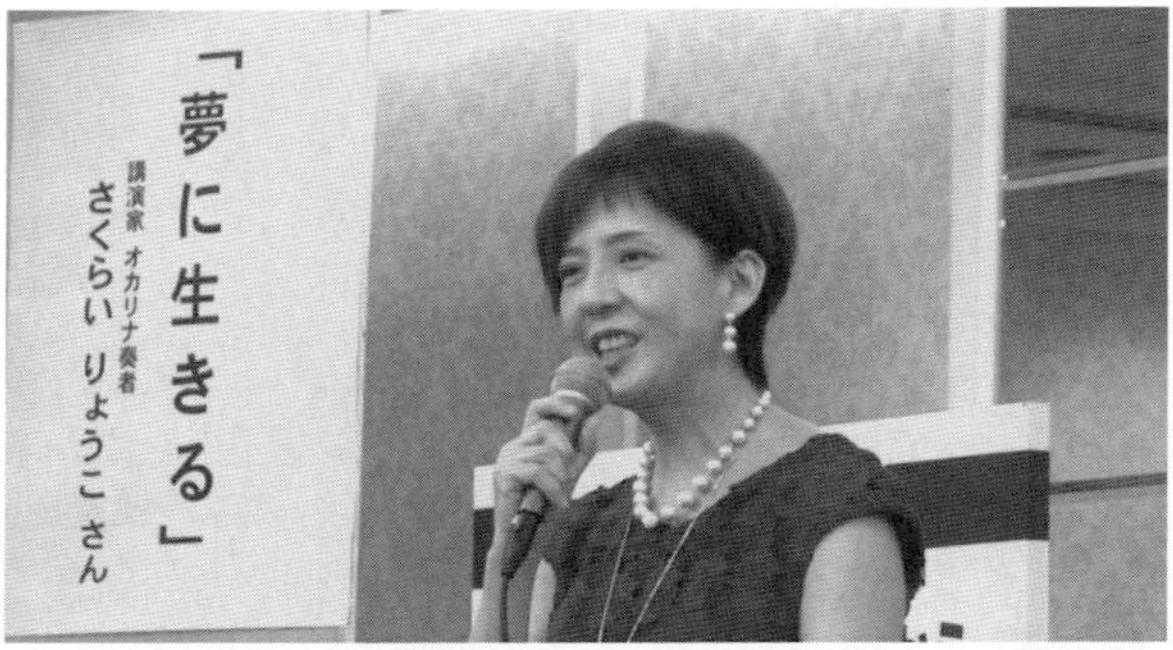

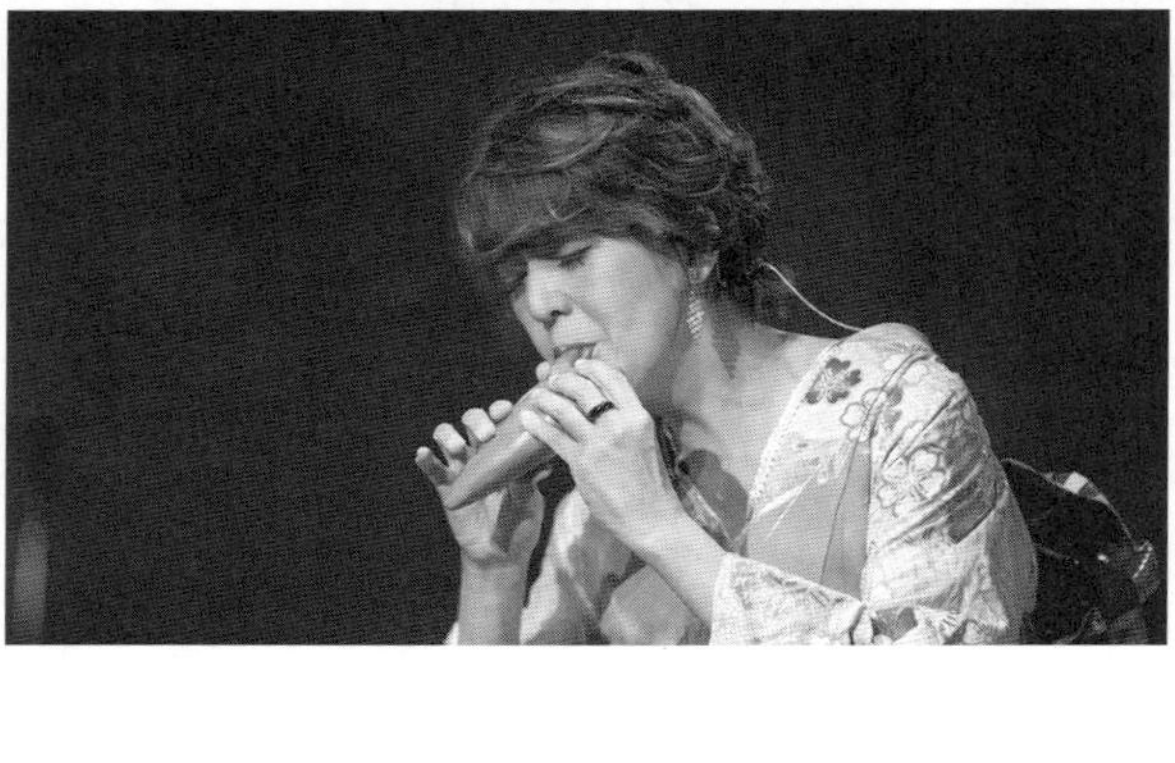

講演（上）と演奏（下）を組み合わせる
今も続けるこのスタイルは、苦肉の策で生まれたものだった。

涙と笑顔を生むステージの選曲術

講演会で演奏する曲は、主催団体やテーマによって異なりますが、対象者の年齢に合わせたものを選びます。その時代を彷彿とさせるものや、街中でよく耳にする音楽、季節を感じさせるものなどウケを狙ったチョイスです（笑）。クラシックは、ほとんど演奏していません。

オカリナで「かあさんの歌」を演奏すると、多くの方が涙されます。もちろん、演奏する前に母の話をします。ですが、皆さんの涙は私のことを可哀想と思う涙ではなく、ご自身のお母様を思い出される涙のようです。泣くつもりなんてないのに、このメロディーを聴くだけで、普段表に出ない感情が涙とともに出てくるようです。これこそ、音楽の持つ力です。

また、「涙そうそう」もよく演奏します。私の父は沖縄出身です。第二次世界大戦中、沖縄が戦地になる前に祖父とともに命からがら脱出し、生きてくれたおかげで、私に命をつないでくれました。もし、父と祖父が乗っていた船が沈んでいたら、私は生まれていません。父が生きているときに、詳しい話を聞いていなかったことが心のこりです。この話もまた、どなたにも通じる何かがあるようです。涙そうそうが流れる間は、それぞれの思いをめぐらす、時間となります。

学校で講演する機会もたくさんいただきます。その場合は頑張って流行り歌を仕入れます（笑）。選ぶのはメッセージ性の強い曲です。すると、九〇分ほどの長い時間であっても、静かにじっと聴いてくれます。私の体験が小学校から始まるので共感できる部分も多いのでしょうか。夢なんて叶わないと思っている世代には、私の挫折からの復帰体験は、自分でもできるかもしれないと心に響くようです。

保育園からの講演依頼は、子どもたちが小さすぎて「思い出」を演出できないので、以前は断っていました。でも、最近は受けるようにしています。

ある保育園の園長先生が「小さい子のためでなく、保護者の方へ向けて演奏してほしい」と言われたのです。よくわからないまま引き受けましたが、本番の日にその意味がわかりました。小さな子どもと一緒に楽しめるコンサートはそうそうありません。「走り回ってもいいですよ～」と呼びかけると、とても楽しそうに聴いてくれました。終了後、「ありがとうございます！」と声をかけてくれる保護者の方々は、喜びにあふれた笑顔でした。

三〇〇〇人のスタンディングオベーション

二〇一七年には、それまでとは規模が違う、大きな講演会がありました。保険業

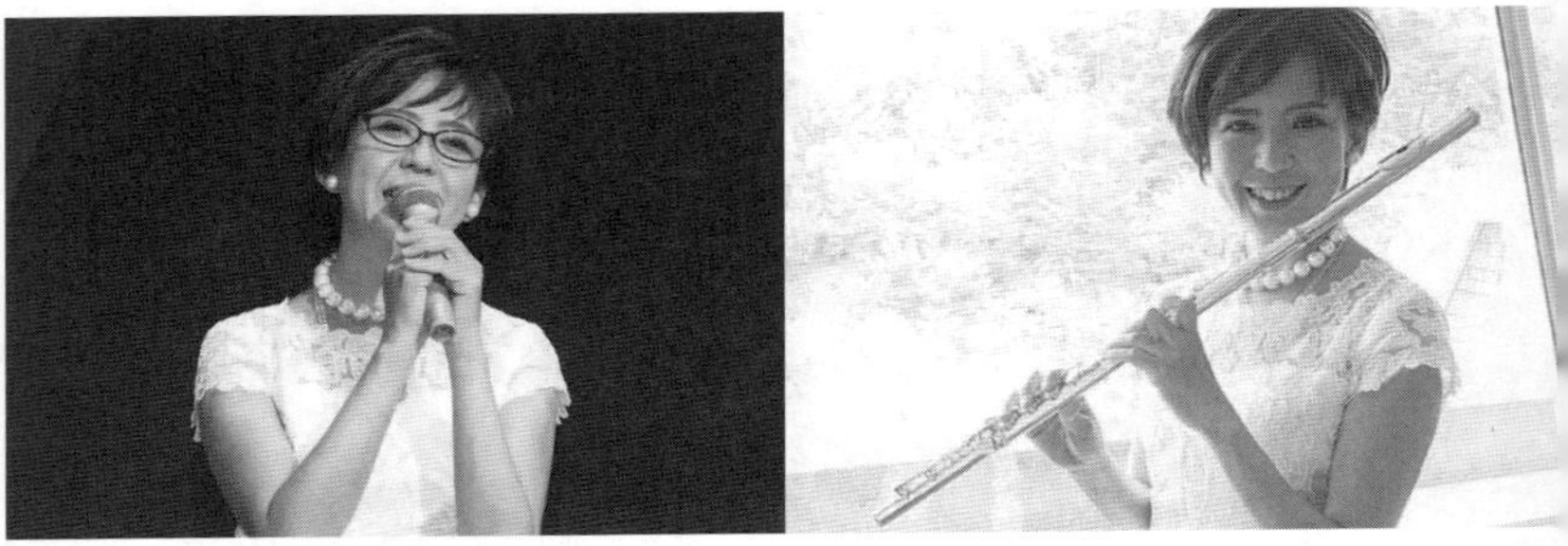

3000人の前で自らの闘病を語る
このときは久々にフルートを披露。

界の講演会でした。
三〇〇〇人もの観客の前で、フルートとオカリナの演奏を交え、私の人生を語ったのです。
講演することが決まってから、ずっと緊張の日々でした。ですが、この日もスポットライトの光を浴びたとたん、何ともいえない高揚感に包まれました。演奏を終えると、会場から鳴りやまない拍手が響き、スタンディングオベーションに。こんなことが自分の人生に起こるなんて。「生きていてよかった」と心から思いました。

こんな大きなステージに立てたのは、友人の青木茂さんのおかげです。ずっと私を応援してくれ、引き上げてくれました。青木さん自身も難病を患っており、誰にも言えないつらさを、ときどき私に話してくれました。晴れ舞台を見ることを楽しみにされていたのですが、ステージの三か月前に天国へ召されてしまいました。

その悲しみの中ではありましたが、多くの関係者の方々の支えがあって、大舞台を無事に終えることができました。そして数年後、さらに驚くことが起きました。この保険業界のアジア大会がシンガポールで開催されることになり、そこで話す講師に私を推薦すると言うのです。英語も話せないのに。

世界中から推薦された二〇〇人の講師の中から、最終的に残る一六人に選ばれたのです。あり得ないことが次々に起こります。しかし、この大会そのものがコロナ禍で開催されず、シンガポールで話すことは幻に終わりました。

人には自分の力を発揮できる場所があるように私は思います。
病気を持っていても、いなくても。

例えば、今回の闘病記制作の打ち合わせで、たびたび訪れている出版社の星湖舎には、とても素晴らしいバードカービングが飾られています。スタッフのお父様がつくられたものだと聞き、驚きました。定年後に始められた趣味が高じたそうですが、今では展示会に出品される作家さんです。

何が人生を変えるかわからないものです。自分の中に眠る才能、受け継いできた才能に気づいたとき、キラリと光り始めるのだと思います。

✺幸せへの道は一つじゃない

近年、鬱《うつ》になる人が増えていると聞きます。

心身がしんどかったり、何かの病気になったりしたときは、自分の人生を見つめ直す時期ではないかと私は思います。

例えば、会社勤めの方が鬱になってしまったら、もしかすると、「今の仕事はあなたには向いていない」というサインかもしれません。仕事に戻ることを考え、しんどくなるよりも、自分と向き合って「自分は何がやりたいのだろうか」と考え直してみるのはどうでしょうか。そして実際に「やりたいこと」に取り組んでみる。それが後になって、すごい評価を受けることになるかもしれないのです。

そう考えれば、鬱になったことは、人生にとってプラスになりますよね。そんな簡単なことじゃない、と思う人もいるでしょう。でも、プラスに考えるのも、マイナスに考えるのも自分なのです。それに気づければ、大きく前に進めるはずです。

しかし世間では、病気になった人は、社会からドロップアウトしたように捉えられることがあります。特に、世の中的には病気と無縁な、若い世代の人たちに対してほど、その偏見が強くなるのではないでしょうか。病気になると、「普通」という幸せのレールから外れた「可哀想な人」と見られているように感じるかもしれません。ですが、幸せのレールは一本とは限らないのです。

私が、腸閉塞の破裂で緊急手術をしたのは、二七歳のときでした。この後、フルート奏者としての未来が閉ざされ引きこもり、七年間フルートに触れることすらありませんでした。この七年間が、自分の人生で一番つらい時期でした。目の前に大きな大きな壁があり、どうやってもこの壁を乗り越えられないと、嘆き悲しみ、私はうずくまり、前を見ようともしませんでした。

でも、フルート奏者でなくても幸せはあったのです。一つのことに固執せず、見る方向を変えれば、自分が進むレールはいくつも見えてくるものなのです。思えば、自分が向きを変えるときはいつも、「人」がいました。多くの人が手を差し伸べてくれていたのです。新しいレールを進むときは、その手を握ればよいのです。

できることなら、もがき苦しんでいたかつての私に、「周りを見てごらん」と伝えてあげたいです。そして、「未来の自分は幸せに生きているよ」と教えたいです。

もしも、人生にどうにもならないことが起きたとして、思うように進めなくなったなら、それを新たなレールを見つけるチャンスと捉えてみてください。私は人生の七年もの時間を棒に振ってしまいました。私のように何年も思い悩むことのないように、生きていたら必ずよくなる、と信じてみてください。

5章

「選択」のチカラ
自分の人生は自分で決める

再び訪れた命の危機

講演活動を続けていたものの私の病状は相変わらず悪く、腸管はすぐに詰まり、バルーン拡張を繰り返していました。イチゴの種が詰まって苦しむこともありました。狭くなった腸管は、ご飯粒も通らなかったのか、何を食べても苦しくて、ほぼ毎食、そうめんでした。

神戸で三人目となる主治医からは「これ以上、バルーン拡張を続けるのはよくない」と言われていました。それは「手術しかないよ」ということを意味します。私は頑なに拒否していました。

二〇〇七年三月のある朝、激痛が襲いました。以前、腸閉塞が破裂したときと同じような恐ろしい痛みでした。恐怖で心臓までバクバクします。でも、その日は神戸で講演会がありました。

演者の世界では、本番に穴をあけるのはご法度です。何らかの事情があって本番を休むと、すぐに代役が立てられます。観客には何事もなかったかのように進行するのが通例です。代役が立派に役目を果たすと、欠席した人は、同じ場所に戻れる保証はありません。そういう世界にいたためか、私は、何としても会場に行かなければと思い、鎮痛剤を服用しました。

腸管に異変が起きているとすれば、本来は痛みを止めてはいけません。熱を下げることもよくないとされています。医師が病状を判断できなくなるからです。そういうこともすべて、わかっているのに飲んでしまいました。

前のような破裂なら効くはずもないのですが、そのときは痛みが治まりました。ひと安心しましたが、尋常じゃない痛みに不安を感じたので、朝一番に病院を受診しました。

その日が主治医の診察日であったことはとてもラッキーでした。すぐに採血とエコーをして「夕方に戻ります」と約束して、講演会場に向かいます。

本番を終えて病院に戻ると、主治医から「よく歩けるな」「炎症の値が高すぎる」と言われ、そのまま緊急入院となりました。翌日の検査で、腹部内の腸管に孔が開いていることがわかりました。穿孔《せんこう》です。

その孔から膿が流れ出ていたようですが、全身に飛び散らないように、私の腸管がその膿をぐるっと巻いて閉じ込めている状態だと説明されました。主治医は「こんなことはありえない。不思議なことってあるもんや。自分の命を守ろうとしてるんやな。人間の体って本当に不思議やな……」としみじみと言います。

そして、こう続けました。

「この腸管が開いたら、もう終わりやで」

そう言われても、私はこの後、四本の講演の仕事が入っていました。しかも、九州や関東など遠方ばかり。でも、この四つの仕事を終えれば、一か月以上の長い休みに入るので手術を受けることができます。四月は講演会が少ない時期でした。

そのことを主治医に話すと、「僕はドクターとして、この病院から君を一歩も出せない」と言います。それでも、どうしても講演会に行くと食い下がり、一時間ほどの押し問答の末、ついに主治医は四通の紹介状を書いてくれました。「絶対に約束してほしい。どこの町に行っても、その町の病院で、この抗生剤を点滴してもらいなさい。ひょっとしたら、してくれないかもしれないから、ちゃんとお願いするんだよ」と渡してくれました。

その日の夜、私は講演会に行くため、列車に乗りました。遠方であることは、主治医には内緒です。「死ぬかもしれない」と思いながら、列車に揺られていました。

ありがたいことに、訪れたどこの町の病院でも点滴を受けることができ、講演会では無事に話すことができました。しかし、最後に向かった埼玉までの道中、とうとう限界がきました。意識が薄れ、体中から力が抜けていきます。ふらふらの状態で病院に到着し、採血を受けます。ベッドに横たわっていると、採血の結果を持った医師がやってきて言いました。

「こんな状態で動いてはいけない。この病院で数日休んでから神戸に戻りなさい」

でも、翌日の講演を終えれば神戸に戻れます。私は、そこに留まることなく、最後の力を振り絞りました。

無事に講演を終え、埼玉から神戸の病院に直行すると、主治医は点滴をつなぎながら、ホッとした顔をしていました。

その後、抗生剤の点滴をしてくれた各地の病院の医師から、主治医宛てに絵はがきが届いたそうです。どれも「患者さんに点滴をしましたよ」という文面だったようです。「君はどこに行っても助けてもらえて、よかったなぁ。こんなはがきが届くなんて。ほんま、よかったよかった」と、主治医はうれしそうな笑顔を見せていました。

どうやら、いくら紹介状があったとしても、突然、見知らぬ患者が点滴をお願いした場合、断られることがあるようでした。それでも、私は点滴をしてもらえたんだなあと、ありがたく、うれしくなりました。

三度目の手術、新薬レミケードに挑戦

腸管の手術は、兵庫医科大学病院に転院して四月に行うことになりました。その頃、日本一の外科医と評された医師がいたからです。

まずは、内科に転院となりました。しかし、ここで困ったことが起こります。私を担当する医師が複数いて、治療に対する考え方が違っていたのです。

当時、クローン病の患者に、レミケード（抗ＴＮＦ－α抗体製剤：インフリキシマブ注射剤）という新しい薬が使われるようになっていました。劇的に痛みがなくなるとの評判もありましたが、人によっては、重い副作用もあると言われていました。

私の手術後に、このレミケードを「使う」と言う先生と、「使わない」と言う先生に分かれたのです。まったくの平行線で、最終は患者である私が決めないといけないようでした。

「使う」という意見は、縫合部が狭くなる私の症状に、レミケードが使えるチャンスは、今回の手術の後しかない、というものでした。「使わない」という意見は、手術で悪い腸を切って病変がなくなるのに、そんなに強い薬を使う意味がない、というものです。私には、どちらの意見も正しいように思えました。新しい薬を使ったとき、どうなるかは誰にもわかりません。

悩んだ結果、私は、手術をしてくれる外科の医師に相談しました。すると、「君は、今回で三度目の手術です。四度目の手術があってはいけない。できることは全部した方がいい」と、力強いアドバイスをもらいました。その言葉がレミケード治療を受ける決め手になりました。

私にとってレミケードを受けるチャンスは、このうえなくうれしいものでした。それまでも切望していましたが、私のような狭窄型のクローン病には使えないと言われ続けていたからです。腸管が狭くなり、そこに病変（傷）がある状態でレミケードを使うと、その傷が治る過程で膨らみ、腸管が完全に閉塞してしまう可能性があるためでした。

今回「使う」と主張した先生たちは「今回の手術で腸管の悪いところ、一番狭いところを切除して、正常な腸（傷のない腸）をつなぎ、そのタイミングでレミケードを投与すれば、再発予防（狭窄予防）になるのではないか」との仮説を立てたそうです。挑戦するチャンスがもらえました。

もちろん、レミケードは効く人と効かない人がいます。不安はありましたが、効くことを信じるしかありませんでした。

狭窄部を切除して腸管をつなぐ手術は無事成功。その一週間後にレミケードの投与が行われました。その効果は劇的でした。長い間苦しんだお腹の痛みから解放されたのです。私は四一歳になっていました。痛みのない生活は、二〇年ぶりです。

ただ、私のようによい結果の人ばかりではなかったようです。レミケードの投与で、別の病気を引き起こした人もいたという話も聞きました。私自身は薬の副作用なのか、髪の毛が一時的にチリチリに縮れてしまいましたが、医師からは「そのくらいで済んでよかった」と言われました。

レミケードで訪れた幸せな日々

私にとって、痛みがない生活、食事ができる生活は、それだけで最高の幸せです。クローン病の症状が悪化していた頃は満足に食べられず、エレンタールという成分栄養剤を摂取して栄養状態を改善していた時期がありました。腸閉塞を繰り返したので、医師からは腸を休ませるために、「食べない方がいいよ」と言われていたのです。

でも、食べることが好きな私は「そんなの嫌だ」と拒否し続けました。食べられるものを少しでも食べたい、食べられないものでも、少しでも味わいたい。そんな

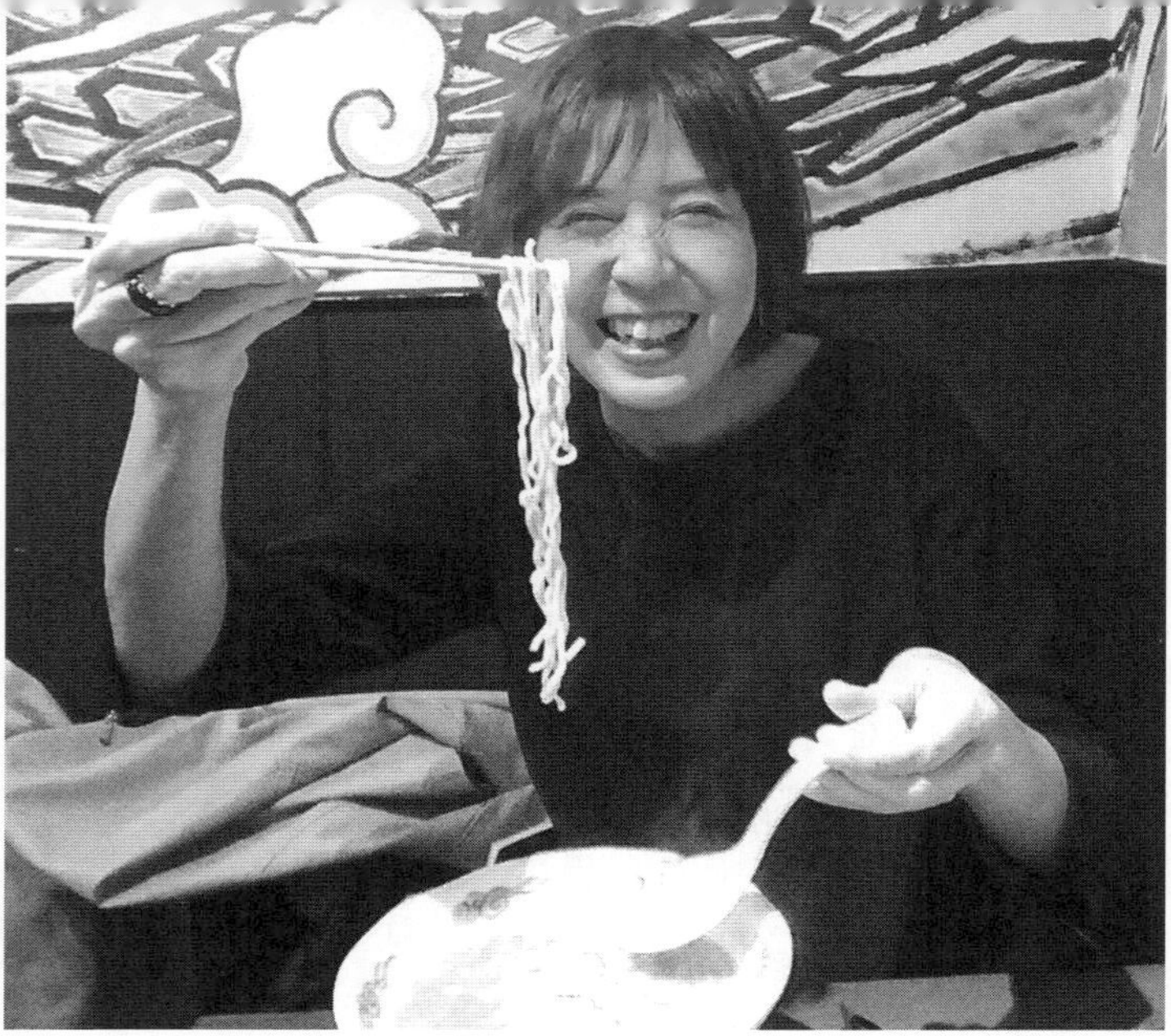

美味しいもの大好き
レミケードが効いて、食べる幸せを取り戻す。

思いでした。何でも食べたい私でしたが、腸管に詰まって苦しくなったもの（モヤシやキノコ、繊維質全般、噛み切れないもの）は、「危険だ」と察知するのでしょうか。飲み込めなかったり、嘔吐したりしていました。

腸をいい状態に保つには、医師の言う通り「食べない方」がよかったのでしょう。けれど、私は食べたい気持ちを、抑えられませんでした。レミケードが効いて体の状態がよくなってからは、お肉も、揚げ物も、お好み焼きも、痛む危険がないもの（咀嚼《そしゃく》できるもの）は、普通に食べています。

食べることは、生きることだと思います。

美味しいと感じる幸せだったり、家族や友人とのコミュニケーションだったり。

「食べる」という行為は栄養をとるというだけではなく、人生の大切な醍醐味だと思います。

食べたいものを食べたいときに食べられる。

私の人生に彩りが戻ってきたように感じました。

とはいえ、下痢が治まったわけではありません。

レミケードで下痢も治まると言われましたが、若干、回数が減ったものの症状は続きました。何でも食べることが影響したのか、一日に三〇回くらい下しました。

でも痛みはありません。以前に括約筋を切ったことや、大腸があまり機能しないこともあって、数メートル歩くのにも気合が必要でした。

今でも、レミケードの使用をめぐって、科を越えて外科医に相談した自分をほめてあげたいと思っています。自分から答えを求めて動いたからこそ、納得して治療を受けられました。もしかすると、レミケードを使っても使わなくても、よい結果だったかもしれません。

しかし、それは事前にはわかりません。今はセカンドオピニオンが当たり前のように言われますが、客観的な視点で複数の医師から意見を聞くことは大切です。

整体治療と出会う

三度目の手術の前から、私は整体治療に行くようになりました。「難病を治す」というゴッドハンドを知人から紹介してもらったのです。当時の私は「整体で難病が治るわけない」と、まったく信じていませんでしたが、痛みや症状に応じた対処療法を行う医療に限界を感じていたので、通ってみることにしました。

整体の先生から「薬はすべてやめなさい」と言われました。もちろん、そんなことはできません。それでも、その先生の説明が、とても納得できるものだったので、毎週通うようになりました。

例えば、「胃が痛んで病院に行く。病院では薬を処方してくれて、胃の痛みは治る。だけど、胃が痛む間、背骨はどんどん曲がっていく。薬は胃をよくするけれど、背骨の歪みは治さない。この歪みが別の病気を引き起こす」といった説明でした。

確かに、病気になってからの自分の姿勢はよくないものでした。整体の先生は「歪みを直したら、血流がよくなり、酸素が体中に回る。そうすれば体は勝手によくなっていく」と言います。実際に、貧血がひどく、輸血しなくてはいけない状況だった私のヘモグロビン値が、たった一回の施術で正常値になり、その後、ずっとキープし続けるのには驚かされました。

三度目の手術から半年経った頃、立ち上がるときに両足に激痛が走るようになりました。突然にです。家の中の移動も、何かを持たないと痛くて歩けません。そのうち、家の前のたった六メートルくらいの道が、痛みから横断できなくなりました。日に日に痛みは増します。自分の足に何が起こっているのかわからず、病院へ行くと、すぐに整形外科に回されました。

診断は大腿骨頭壊死《だいたいこっとうえし》でした。またもや難病です。原因は「治療でステロイド薬を大量に使ったため」ということです。「両足の手術をします」と言われました。

この頃にはインターネットが普及していて、自分で調べることができました。こういうときは悪い情報が目につくものです。概ね「手術でよくなる」と書いてありましたが、術後に転んだりするとボルトの周りの骨が粉々になって歩けなくなることもある、とも書かれていました。

やっとお腹の痛みからは解放されたのに、今度は足です。

「歩けなくなったらどうしよう……」

再び、未来が真っ暗になりました。

整体の先生は、体重が一〇〇キログラム近くある巨漢でした。その体でバキバキと施術されたら、骨が崩れるかもしれません。泣く泣く、整体治療の断りの連絡を入れました。

すると、先生は「すぐにきなさい」と言います。私は、いろいろな不安とともに整体院を訪れました。

いつも想像もできない治療が行われるのですが、この日の治療は、ベッドにうつ伏せに寝て、背中に重しを置いて放置されるというものでした。二時間後、重しを外して立ってみると、不思議なことに痛みが消えています。少しカクカクするけど歩けます。何が起こっているのだろうと驚きましたが、ひょっとしたら治るかもしれないとうれしくなりました。

一週間後に、再び、同じ治療を受けました。あったはずの足の痛みは、まったくありません。先生に「ジャンプしてみて」と言われ、跳んでみても、痛みを感じないのです。すごいすごい！　これなら手術しなくても大丈夫だと思いました。

次の整形外科の診察の日、医師から「痛みはどうですか？」と聞かれました。さすがに整体治療を受けたとは言えません。

「痛くないです」と言うと、もう一度、レントゲンを撮ることになりました。その結果を、医師が不思議そうに眺めています。

そして私を見て「痛くないんだよね？」と聞きます。何度も何度も前回のレントゲンフィルムと見比べて「大腿骨頭壊死の影が消えているんだよ」と言いました。

本来なら両足の手術の予定を決めるための診察でした。それが、治療はこの日で終わったのです。医師は「痛くなったらまたおいで」と言ってくれ、結局、整体のことは言わずに帰りました。

その日から今まで、歩くことに不自由はありません。

歩けるってうれしいことですね。

歩けるから、自由にどこにでも行けるのです。

当たり前のことが、当たり前じゃなくなったとき、その大切さに気づきます。失くしてからでは遅いのです。今できることを守るのは自分です。

自分に合うものを見つける

今でこそポピュラーになった整体治療ですが、当時は周りから反対されることがありました。しかし、十数年、整体に通い、気づいたことは多くあります。

そもそも整体は、西洋医学の考え方と根本が違います。

例えば熱が出た場合、整体と薬とどちらが早く熱を下げるかとなると、それは薬だと思います。それは薬が熱の上がる仕組みに直接働きかけるからです。一方、整体治療は、骨格の歪みを正常にして、病気にならない体をつくることが目的です。

もちろん、西洋医学は大事です。だけど、クローン病のような難病は、病院での治療だけでは、心も体もついていきません。痛みや生活のしづらさから気持ちが落ち込んでいったりするので、何か支えとなるものが必要なのです。

私は自分に合いそうなものを探して、いろいろやりました。症状が少しでもよくなるのだったら、整体でもいいし、ヨガでもいいし、自分自身が救われるなら、何でもいいと思います。「よい」と言われることをいろいろやってみるうちに、自分に合うものに出会えると思います。

何が正しいかではなく、自分が何を選ぶのかが大切です。誰かに選んでもらおうとするのではなく、治療も薬も何もかも、自分で選ぶ。自分で選ぶ力をつけていくと、病気に限らず、人生は開けてくるのではないでしょうか。

クローン病は若い患者さんが多いので、ご家族が子どもさんの心配をされます。私が大学生でクローン病と診断されたとき、母は心配のあまり、あちこちの占いで私の運勢を見てもらっていたようです。

ある日、上機嫌で帰ってきた母は、「よかったね。四六歳になったら幸せになるんだって！」とうれしそうに言いました。当時、二一歳の私には、四六歳の自分が幸せである想像なんてできないのに。

わかりきったことですが、家族がどれだけ心配しても病気はよくなりません。気持ちは理解できますが、心配ではなく、何でもいいから、病気をしている本人が楽しめる世界へ導いてあげる方がいいのではないでしょうか。

私は発病して二〇年、病気に支配された人生でした。そのステージは病院です。もっと早い時点で、他の世界を見たり、知ったりすれば、あんなに長く引きこもることもなかったように思います。希望を持てたり、楽しいと思えたり、それで「生きる気持ち」が持てるならいいと思いませんか？

自分で自分の人生をコントロールできなくなると、心は折れます。クローン病のように、基本的に治らないとされる病気だと、いずれ対処療法の限界に気づくことでしょう。一つの世界しか知らないと、次第に他に興味を持つことすらなくなり、長い時間をかけて心は折れてしまうのです。

病気だからと、すべてに受身でじっとしているのではなく、趣味でも何でも楽しむのが一番よいのです。自分の心の拠りどころが見つかれば、それが生きる力になります。

私は、家に引きこもっていたとき、ゲームばかりしていたこともありました。クリアすることに喜びを感じたものです。今はインターネットがありますし、何でも調べたり、簡単に学んだり、いくらでも楽しみを増やせます。視野を広くして、「いろんなことをやってみたい」という思いを持つことが大切です。

自ら動き、納得できる治療を見つける

治療を続けていると、主治医といろいろなコミュニケーションを取ることになります。中には、「この医師とはどうも合わない……」ということもあるでしょう。

その場合、その先生がいい、悪いではなく、自分とは合わないだけなのです。主治医や病院を変えることを怖がらないでください。自分が知りたいこと、聞きたいことに耳を傾けてくれる主治医とは信頼関係が築けます。お互いに信頼があることはとても大事です。

言いたいことも言えず、聞きたいことも聞けず、「この先生には気を遣う」、「自分の中に不満が残る」という気持ちを抱えたままでは、自分がしんどくなります。やりたいこと（こう生きたい）を理解してくれて、ＱＯＬ（生活の質）までしっかり考えて診てくれる医師を探し求めることは、人生に大きくかかわります。家から近いとか、地域で一番大きな病院とか、そんなことは理由にしないでください。自分にとって最高の出会いを求めてください。

以前、私が主宰しているオカリナ教室の生徒さんががんになりました。「他の医師の意見も聞いてみたい」ということで、セカンドオピニオンの病院を紹介したことがあります。その結果が主治医と同じ意見だったので、納得して治療を受けられたそうです。

このように自ら動く人は、納得いく結果を得ることができます。それなのに、自ら動く人はとても少ないです。家族にすべてを委ねてしまったり、治療に納得できていないまま、最初に診てもらった病院に通い続けている人が意外と多いのではないでしょうか。生死にかかわるようながんの治療でも、セカンドオピニオンに行かない人がいると聞き、驚いたことがありました。

たった一人の医師の診断に、自分の命を預けて本当によいのでしょうか？

クローン病の患者さんにも、主治医以外の医療者から話を聞いてほしいと思います。複数の医師はもちろん、看護師、薬剤師、ソーシャルワーカー、福祉事務所なども含め、多くの人に人生の相談をしてみてください。必要な情報をたくさん得ることで、自分がどんな治療を受けたいのかが明確になってきます。働くことも視野に入れるならなおさらです。

今はインターネットで病気のことを調べられますが、得られる情報は玉石混淆です。間違った情報や知識がつくのはよくありません。そもそも、自分の症状が本当にネット情報と同じなのか。そこを間違えれば、混乱しかありません。

それよりも、複数の専門家に聞いてみる方がよっぽどいいでしょう。そして、最後は「自分で決める」ことを心がけてもらいたいです。

私が、東京の専門医に診てもらうかどうかグズグズしていたとき、同じクローン病の患者さんたちは「自分の体やで！　自分で何とかせんと！」と転院をすすめてくれました。患者同士って、同じような症状で苦しんだ経験があるからわかり合えるし、その人たちの言葉はすっと耳に入ってきます。

もし、他の人から言われていたら「私の気持ちがわかるものか」と、心に響かなかったかもしれません。正直、「自分の体やで！」と言われたときは、耳を塞ぎたくなりました。

でも、このことがきっかけで、現実を見ようとしない自分に気づくことができ、自分から動けるようになったのです。もちろん、神戸の中央市民病院の看護師さんや、主治医の全面協力があって東京の病院に転院できたのですが、あのときの経験がなかったら今の私はないと思います。

6章

本気で、難病とつき合う

私が受けた治療のまとめ

ここで、今までに、私が受けた治療をまとめてみます。

まず、クローン病は病変部位によって「小腸型」「小腸・大腸型」「大腸型」の三つに分かれます。私はこの中の「小腸・大腸型」です。そして、短期間で何度も再発と狭窄を繰り返す重篤な状態でした。クローン病の重症度は軽症、中等症など、人によってさまざまです。

私がクローン病になった最初の頃に受けたのが栄養療法でした。腸を休めるために入院して高カロリー輸液製剤（ＴＰＮ）の点滴を受け、絶飲絶食をしました。寛解期には、少量の食事とエレンタール（成分栄養剤）で栄養をとることをすすめられました。発病当初はフレーバーを入れてゆっくり飲むだけでしたが、数年経ってから鼻から胃のあたりまでチューブを通して、睡眠時に六時間以上かけて流す方法に変わっていきました。

しかし、エレンタールを摂取すると、下痢がひどく、在宅ＩＶＨ（中心静脈栄養）に切り替えました。体に取りつけたリザーバーという器具を用いて、そこに自分で針を刺し、体内の中心静脈（心臓付近にある太い静脈）から継続的にＴＰＮを注入しました。

この他に、栄養療法としては、エンシュア・リキッドという半消化態栄養剤も使いました。こちらは、一缶くらいでしたら、甘くておいしく飲めましたが、一日に六缶となると、続けて飲めませんでした。

こうした栄養剤は、一か月分ともなると、すごい量となります。重さも半端なく、車だったとしても、持ち帰ることは困難でした。薬局で頼むと、宅配便で送ってもらえますので、それが便利かと思います。

腸管の炎症が強かった私は、栄養療法や抗菌剤だけでなく、経口ステロイド剤のプレドニンも使いました。その後、ペンタサという薬が認可されましたが、効果をあまり感じることはなく、最終的には、より強いレミケード（抗ＴＮＦ－α抗体製剤：インフリキシマブ注射剤）を長期間、使用することになったのです。

腸管狭窄をたびたび起こしたため、外科的治療も受けました。腸閉塞が破裂してから、合わせて三回の開腹手術を受けています。内視鏡で狭窄か所を広げるバルーン拡張術も何度もしました。瘻孔の切除といった小さいものも含めれば、覚えていられないほどの回数、手術をしています。

私が治療を受け始めた頃、治療計画というものを、医師から示してもらったことがありませんでした。今、自分がどういう状況で、これからどういう治療をしていくのかもわからなかったので、不安は大きかったです。今ではそんなことはないと思いますが、先行きのことが少しでもわかると、今、何ができて、何ができないのか、自分で判断することができます。

最低でも、「今後、使える薬や治療法がこんなにいろいろとある」と知っておけば、クローン病と診断されたときに絶望しな

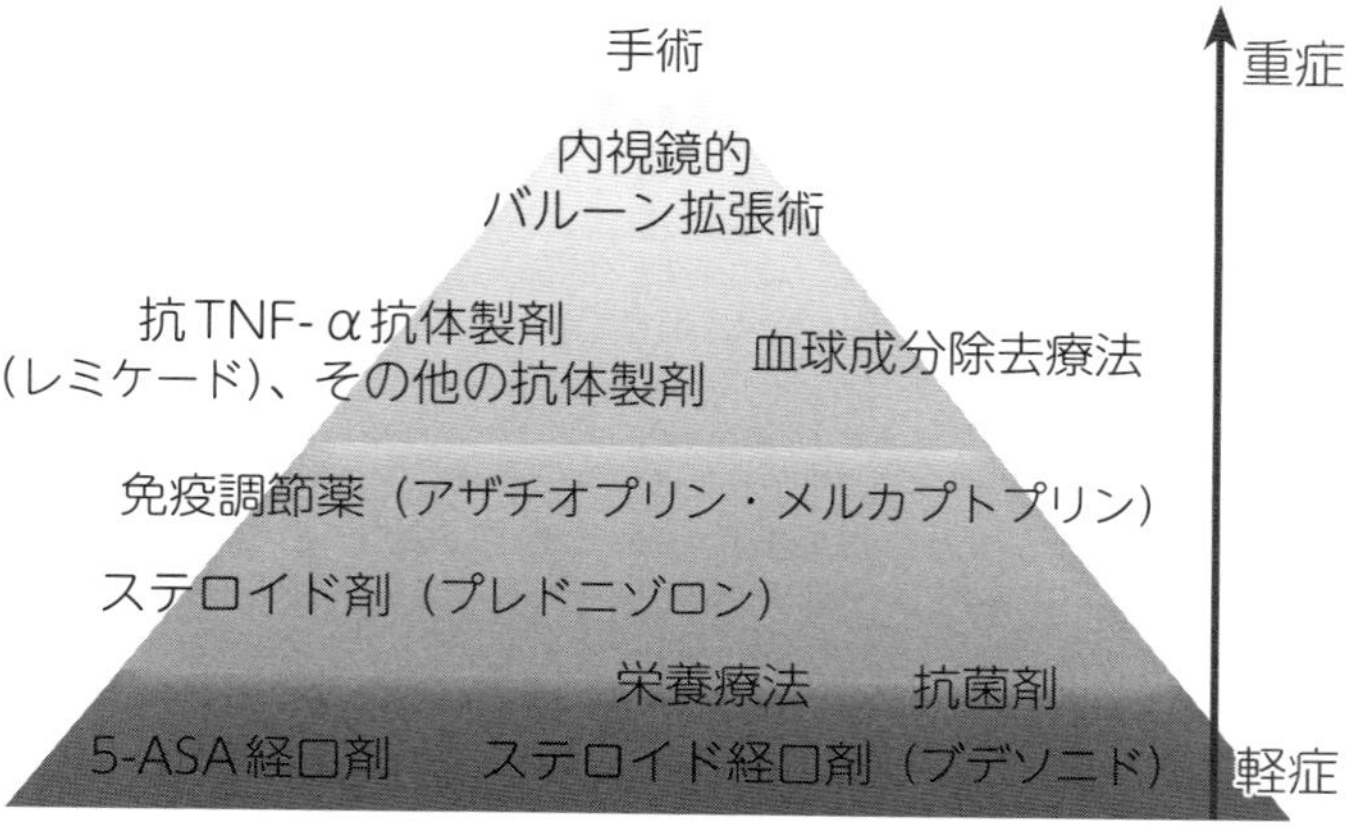

図6－1　クローン病における各種治療薬・治療法の位置づけ
重症度によって選択される治療法が異なる。「クローン病の皆さんへ知っておきたい治療に必要な基礎知識（第４版）」難治性炎症性腸管障害に関する調査研究（鈴木班）、をもとに作成。
※症状の程度によらず、強力な治療法を診断早期に行う「トップダウンセラピー」という考え方もある。

くても済むように感じます。ですので、症例をたくさん診ている医師を受診することは、情報を得るだけでなく、自分の人生をも左右する結果となることを知っておいてほしいです。特に、クローン病は若い患者さんが多いです。ご家族は、お子さんの状況や、どういう治療を受けていくのか、将来どのように生きていけるのかを知りたいはずです。

三度もの手術の経験からお話しできることは、できるだけ手術を避ける手立てを考えてくださいということです。なぜなら、手術をすると、その後また腸管が狭窄し、また手術をする、ということを繰り返す可能性があるからです。狭窄や孔が開いた場所によっては、大きく腸管を切除しなくてはいけないかもしれません。小腸が短くなり過ぎると、栄養の吸収不良（短腸症候群）を引き起こしてしまう可能性もあります。

手術をしなくても済む方法があるのなら、それを選択する方がいいと私は考えます。治療薬についても、ネットで情報を調べると、どんどん怖くなります。副作用が怖いという理由だけですべてを拒否すると、やがて手術の対象になってしまうかもしれません。医療機関で治療を受けるのなら、図6－1のような治療の段階を知っておきましょう。それでも、症状がよくならなかったり、どんどん悪くなったりするのなら、病院を変えるなど、違う方法を考えることも必要だと思います。

専門医受診への一歩

前述しましたが、私が何人もの医師に治療してもらって思うことは、たくさんの症例を経験した医師に診ていただくことが一番だということです。町のクリニックがよくないわけではないのですが、症例数でいうと、専門医は各段に違います。

その中でも、厚生労働省の研究班に所属しているような医師や病院だと、千人単位の症例を診ているので、診立てが早く、その人に合った治療をすぐに選んでくれます。人によって症状も重症度も異なるクローン病にとって、一番大切なことではないかと思います。

研究班の情報は、難病情報センターのウェブサイトから探せます。クローン病は、潰瘍性大腸炎とともに「難治性炎症性腸管障害に関する調査研究（ＩＢＤ研究）」班で発症の仕組みや治療法などが研究されています。

今は、薬の開発も進み、治療の選択肢も多くなっています。なるべく早く受診することで、よい状態を保つことができるように感じます。長い治療になりますので、あきらめない気持ちを持っていただきたいです。

しかし、よい治療を受けたとしても、自分の意思と反して症状が悪化することがあります。難病の所以とでもいうのでしょうか。二度目の手術となった外瘻《がいろう》（腸管に開いた孔が体の表面とつながったもの）がそうでした。大病院であっても手術法がわからない、そんなことがあり得るのです。患者が方法を考えられるわけでもなく、あきらめて委ねるしかありません。

私の場合は、奇跡的にもそのタイミングで転院のチャンスが訪れました。正直、最初は関東の病院に一人で行くなんて無理だと思っていました。それでも、日本一の治療を受けることができたのです。このときに初めて病気の人生と対峙できたように思えます。そこには、患者さんや看護師さん、そして主治医からの応援がありました。この応援がなければ、私の人生は何も変わらなかったことでしょう。

あきらめそうなときに何ができるのか。

それはたった一つです。

自分の迷いを誰かに話すことです。

勇気のない自分に力をもらえるように、誰かに話してみてください。

家族や友人が力を貸してくれるかもしれません。希望の光が見えてくるかもしれません。頼りになる家族や友人がいなくても、医療従事者の皆さんが傍にいます。おそらく、たくさんの意見や方法が出てくることでしょう。

そこで大切なのが「自分で決めること」です。自分が日本一の治療を受けると決めれば、その方向に進んでいきます。しかし、「近くの大きな病院の治療で十分では」と中途半端なことを考えれば、治療の結果も中途半端で終わります。厳しいようですが、生活の質も下がっていくかもしれません。

繰り返しになりますが、今どんな状態にいたとしても、決してあきらめないでほしいと願います。

最善の治療を受けるために

私の知り合いが、膀胱がんになったことがありました。近くの大きな病院に入院し、手術を受けられたのですが、術後に脳への転移が見つかりました。その病院には脳外科がないと聞き、私は大学病院への転院を強くすすめました。その後、希望する大学病院に移り、手術を受けられたというので安堵していたのです。

ところが、手術が終わると、もとの病院に戻ってきました。私は驚き、「どうして？　大学病院に入院したままではあかんの？」と聞くと、「紹介の患者は治療が終わると、最初の病院に戻らなあかんと言われて……」と言うのです。しばらくして、その方は亡くなってしまいました。もし、あのまま大学病院に入院していたら亡くならずに済んだのか、それはわかりません。だけど、紹介先の病院では、手術の後まで診てくれないことに落胆しました。

大学病院からも「そういう決まりです」と言われたそうです。「決まりです」という言葉を発せられたら、患者はもう何も言えません。

大学病院のように高度な医療を提供するところには、患者さんが集まりがちです。病気になれば誰もが、「いい病院で診てもらいたい」と考えるでしょう。患者さんが集中することを避けるためだとは思うのですけれど、人の生死がかかっているのにと、思ってしまいます。その方は亡くなってしまったので、あれこれ言っても仕方がないですが、つらい出来事でした。

たとえ、どんな制度があったとしても、患者は、病院を、医師を、治療を選べると思っています。ただし、強い意思が必要です。

「かもしれない」で広がる可能性

私の周りには、がんになった人がたくさんいます。

叔父もそうでした。とても元気だったのに、検査ですい臓がんが見つかり、入院して検査を受けると肝臓への転移まで見つかったのです。見た目にやせていたわけでも、何らかの症状が出ていたわけでもありません。元気になって退院してくるだろうと思っていたのに、たった二か月で帰らぬ人になりました。叔母からは、抗がん剤治療が合わず、免疫が急激に落ち、無菌室に入ったものの、そこから状態がよくなることはなかったということでした。

何を言ってももう遅いのですが、たった二か月で亡くなるのなら、何も知らないまま過ごしていたら、あと一年は普通に生きられたのではないか。どうしても、そう思ってしまいます。

離島巡りや美味しいものを食べるのが、大好きな叔父でした。がんが見つかったときに、セカンドオピニオンをすすめればよかったと悔やまれてなりません。大病院であったために、他の病院で診てもらうという発想もなかったようです。

もう一つ、整体治療の話をすればよかったと悔いています。科学的に証明されていないことを信じない人は多いですが、整体治療で回復した人は何人もいるのです。可能性はいくつもあったのにと思うばかりです。


多くの人は「医療機関を受診しているから大丈夫」と言います。十人中、八人くらいの割合でしょうか。「整体で、がんが治った人がいるよ」と話しても、興味を示してくれる人はほとんどいません。

私も最初は関心が薄かったので理解できます。半信半疑で通ってみたものの「施術が痛いから早くやめたい」と思っていたくらいです。しかし、それで体がよくなりましたから、信じないわけにはいかなくなったのです。

病院での治療をやめて、整体に行ってほしいという意味ではありません。何事においても「そんなことあるわけない」「そんなことできるわけない」と決めつけることが、可能性を狭めていることを知ってほしいのです。

私は、がんという病気になったことはないので、うかつなことは言えません。何等かの可能性について話すことは、その人にとって余計なことかもしれないと思うことも多いです。それでも、助かる人がいるかもしれないのに……と思う自分がいつもいます。

これは医療を否定しているのではありません。よい意味での「万が一」のために、いろいろ試してみるのもいいのではないかなと、クローン病とつき合う中で考えるようになったのです。

「病気が治るわけがない」
「病気が治るかもしれない」

どちらを思うのも個人の自由です。でも、私は「かもしれない」の世界に可能性はあると信じています。

情報収集の大切さ

病気の情報をいかに集めるか、それはとても大事なことです。

私の母は、「目が少し見えにくくなった」と言ってはブルーベリーの製品を、「膝が痛くなった」と言ってはサプリメントを、広告で見つけて注文することがよくあります。私は、広告を鵜呑みすることを注意しますが、母にとって情報を得る手段はテレビや通信販売の広告のみ。高齢者には、そういう情報しか届かなかったりもします。

一年半ほど前、母が左側の大腿骨を骨折しました。手術を受け、家でリハビリを続けていたときに、「右側の足も痛い」と、ずっと言っていました。母を観察していると、杖をついて歩く姿がどうもおかしく見えます。骨折した左側をかばうから、反対の右側に負担がかかって痛みが出ているのではないかと思い当たりました。

左右の両側の足に痛みがあるのなら、ノルディックのように両手に杖を持って歩いてみたらどうかな、と考えました。実は、以前、整体の先生から「杖は片方に重心がかかるからよくない。杖を持つなら、水戸黄門のように長めの杖を両手に持つのが正解である」と教えてもらったことがあったんです。

母に話しましたが、頑なに言うことを聞いてくれません。
そこで、母のリハビリの先生に伝えると、左右それぞれの手に杖を持って歩く練習をしてもらい、痛みなく歩けるようになりました。どうやら、リハビリの先生から情報（杖の役割）を得て、納得できたからのようです。誰から聞くのかも大事なようですね。痛みが軽減した母は鎮痛剤も飲まなくなりました。症状をごまかすだけの薬はできるだけ減らしたいですよね。

サプリメントのことですが、知り合いの整形外科の先生が「経口で飲んだものが膝に効くわけない」と言われていました。真実かどうかはわかりませんが、意見はさまざまだということも知っておいてほしいと思います。

インターネットも情報が手に入る一つの手段ですが、使い方には注意が必要です。最もやってはいけないことは、知識もないのに、自分で診断をしようとすることです。ついついやりがちなのですが、自分に起きた症状をネット検索するのは本当にやめておきましょう。それもある、これもある……と、どんどん自分を病気に当てはめていきます。

その結果は、不安を増大させるだけで何の解決にもなりません。近くのクリニックで受診し、症状を診極めてもらい、専門医に紹介してもらうのが一番です。

また、診断が下ってからもネット検索するのは、あまりおすすめしません。

例えば私が大腿骨頭壊死になったとき、まったく知らない病名のため検索してしまいました。誰でもしたくなると思いますが、どういう病気なのだろうという軽い疑問から始まっただけなのに、さまざまなサイトを経由していくと、どんどん怖い情報を得ることになります。私の場合は「歩けなくなる場合もある」という一文で、未来が真っ暗闇になってしまいました。自分にとってマイナスの情報を得ると、それを確認する検索をどんどんして、負のスパイラルに陥ります。

そうなると、医師がどれだけ大丈夫と言っても、なかなか信じることができなくなってしまいます。インターネットの情報は、価値あるものとないものが混ざっていますから、全部を信じないでくださいね。

いろんな人に相談して情報をもらうのもいいですね。とはいえ、相談した人の「意見」を聞くと、何が正しいのかわからなくなって混乱することもあります。人に相談するときは、あくまで、「情報をもらう」というスタンスをおすすめします。

7章

次々と現れる合併症

現れた紅斑

三度目の手術の後からレミケードの点滴を受けるようになり、お腹の痛みから解放されたことは5章でお伝えしました。

健康な人と私の腸の太さを比較したら、おそらく五分の一ほどしかないところもあると思います。それでも、よく噛めば食べ物は普通に通過し、お腹の痛みは完全になくなっていました。

開放感いっぱいで生活していたのもつかの間、二〇〇七年の冬、十円玉から五百円玉くらいの大きさの丸い紅斑が、足首から脛《すね》にかけて出てきました。少し痛がゆいから、「虫にでも刺されたのかな」と思っていました。

それがしばらくすると、ズキズキした強い痛みに変わってきたのです。両足にいくつもの紅斑が次々にでき、足が腫れ上がりました。靴はまったく履けない状態で、太めのブーツでさえファスナーが上がりませんでした。

「虫刺されじゃないわ」と、通っている神戸の中央市民病院に行くと皮膚科に回されました。医師の診断は、結節性紅斑。クローン病の合併症とのことです。安静が必要で、歩くこともよくないと、二週間の入院と言われました。

でも、仕事があるし、お腹が痛かったときのことを思えば、「これくらいで入院だなんて」という気持ちもありました。「家でできるだけ安静にしています」と入院を断ると、医師から「飲みにくいけれど、ヨウ化カリウムを飲んでみる?」という提案がありました。

家に帰ってその薬を飲んでみると、飲みにくいどころか、二度と飲みたくないと思う酷い味でした。想像できるでしょうか。ヨードチンキをそのまま飲むような感じです。

しかし、これが劇的に効きました！　みるみる紅斑が消えていったのです。痛みや腫れもすぐに引いていきました。次の診察で感動を伝えると、「一旦治っても、また紅斑は出てきます」ということでした。実際に、今でも疲れると、紅斑が現れることがあります。

結節性紅斑をインターネットで調べると、「炎症性腸疾患などにともなって発生する。主に二〇代から三〇代に生じる。女性に多い」と書かれています。これも合併症か……。私は若くないのになあと何だか複雑な思いでした。

✿貧血の真実

クローン病を発病した頃から、貧血がありました。最初の入院で輸血をしたことをよく覚えています。当時、病気の認識がまったくない私でも、輸血をするということは、相当悪いんだとわかりました。

貧血になっているかどうかは、血液検査のヘモグロビン（血色素量：単位はg/dL）の数値などで判断します。女性の基準値は一一・六〜一四・八なので、一〇を切ったくらいから私には鉄剤が処方されていました。貧血の中で最も多い、鉄欠乏性貧血と考えられていたからです。

しかし、鉄剤を飲むと気分が悪くなるし、数値も改善しません。いつも「この薬やめたい」と主治医に言うのですが、毎回、処方されました。

ヘモグロビンの数値がどんどん下がり、とうとう七台になったとき、主治医が「そろそろ輸血をしないと……」と言い出しました。輸血は、できるだけしたくありません。

そこで、整体の先生のところに行き、相談しました。大腿骨頭壊死もよくしてくれた先生ですから、ひょっとしてと思ったのです。

すると整体の先生は、自身の指をテーピングし、私の口に指を入れて上顎を広げていきます。ミシミシミシミシと音をさせながら、口の中が広がっていきます。ものすごく痛いけれど、ぐっと我慢です。施術が終わると、それまでよりずっと深く呼吸ができ、息がすーっと体に入ってきました。先生が言うには、上顎を広げていくことで空気の通りがよくなり、血流もよくなるのだそうです。

なるほどなあと思うものの、数値がどうなるかは別の問題です。この翌日、病院に行き、採血をすると、一三まで改善していました。驚きです。主治医は「鉄剤が効いた！」と言って喜んでいたのですが、実は鉄剤は飲んでいませんでした。

一度の施術で、ヘモグロビンの数値は半年くらい良好な状態を保つことができ、下がり出したタイミングでまた整体に行きました。酸素をしっかりと吸える状態にして、血液に十分な酸素を取り込むことが大切だったように思えます。

二〇一九年秋、貧血がまたひどくなり、ヘモグロビンの数値が再び七台にまで落ちていきました。実はその三年前から、離婚を機に整体には行かなくなっていました。そこを紹介してくれたのが夫の知人だったので、ちょっと距離を置きたくなったのです。

貧血はひどく、幹線道路の横断歩道を渡ろうとすると、渡る先が遠くに霞んで見えます。地下鉄の階段は、手すりを持っても上がることはできず、ふらふらでした。

こんな状態でも、私は鉄剤を飲むのが嫌でした。見かねた消化器内科の主治医から、「血液内科で診てもらおう」と提案され、再度、検査が行われました。

その結果は何と、鉄欠乏性の貧血ではなく、ビタミン

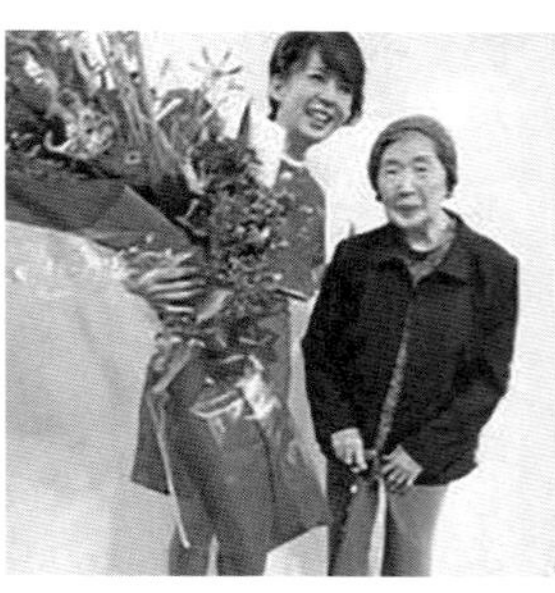

母（右）がコンサートにきてくれた
2019年の秋、尼崎市の「あましんアルカイックホール」にて。オカリナのＣＤアルバム（全曲書き下ろし）のお披露目コンサートを行った。700人規模の大きな会場で開催されるということで、足の弱っていた母を、姉が連れてきてくれた。コンサートは成功したが、このあと貧血でダウンしてしまう。

Ｂ12が欠乏しているタイプの貧血だったのです。ビタミンＢ12が不足することで起きる貧血は、巨赤《きょせき》芽《が》球《きゅう》性《せい》貧血《ひんけつ》と呼ばれ、発症の頻度はとても低いようです。

私はずっと鉄欠乏性貧血だと考えられ、鉄剤を処方され続けていました。タイプが違うのですから効かないはずです。その診断が下ったときに、三度目の手術の後、兵庫医科大学病院では、ビタミンＢ12を補給する注射をしていたことを思い出しました。

ビタミンＢ12が不足する原因はいろいろあり、小腸の終末部分である回腸の吸収障害もその一つです。私の場合は、最初の手術でこの回腸を切ってしまっていたのでした。病院ならすぐにわかりそうなものですが、血液の専門医であったり、炎症性腸疾患の専門医でないと、判断できないのでしょう。ビタミンＢ12を補う注射を打つと、ヘモグロビンの数値がぎゅっと上がりました。やはり、専門の診療科で、症状が出ている原因をしっかりと調べることが大切です。

医師からは「数値が下がってきたら、またビタミンB12の注射をしましょう」と言われましたが、その後は下がることなく基準値を維持できています。

いつの頃からか、豚肉を好んで食べるようになりました。「美味しいな」と感じるからです。豚肉はビタミンB12を多く含んでいるようです。美味しいと感じるのは、自分の体が必要としているサインなのかもしれませんね。

自分の声を医師に伝える大切さ

私が、鉄剤の処方で貧血の改善が見られなかったように、薬を飲み続けていても体の状態があまりよくならないのなら、「この薬は自分に合っているのかな」と疑問を持った方がいいと思います。医師が医学的に正しいことを説明されていても、私という個人が、その薬に必ず合うとは限らないことがあるからです。

どこかに疑問を感じるなら、まず主治医に話してみましょう。専門の医師の診察を望むのもいいでしょう。よくならない症状をより早く改善するためには、自分がどう思っているのかを伝えることはとても大切です。

テレビやインターネットで、医師が病気を解説されることがあります。このときも、「医師の言うことはすべて正しい」と思って見るのではなく、一つの意見として聞きましょう。自分に関係する内容であればこそ、一歩引いた視点を持っていただきたいと思います。

❋医師への質問はピンポイントで

私が医師に尋ねるときは、ズバッとピンポイントで聞くようにしています。
わからないことがあれば、「先生、これはどういうことなんでしょうか」と正面から聞くのです。私はときに、ストレートにぶつけすぎてしまうことがあり、「この人はややこしい患者」と思われているかもしれません（苦笑）。それでも、正面から問いかけると、医師はしっかりと答えてくれます。

逆に遠慮しながら聞くと、「この患者さんは理解できていない。教えてあげよう」という感じで、すべての知識を注ぐくらいの勢いで話されるので、自分の意思を伝えるチャンスを失ってしまいます。

自分の疑問をシンプルに問うことで、「こういう疑問があるんだな」と伝われば、疑問点を改善するための方法や意見を医師は、まっすぐに教えてくれます。大きな病院の医師も、町のクリニックの医師でも同じです。即答できないような、より深い知識が必要なときは、後日、調べてきてくれたり、専門医を紹介してくれたりします。

私は、医師に聞く前に、まず自分で知りたいことをインターネットで調べるようにしています。これは、医師にとっては厄介なことだと思えますので、あれこれ話さず、ネット検索の結果をシンプルに伝えます。何かの症状の原因としてAとBがあったとすれば「私はA、Bのどっちですか」というように聞きます。

あれこれ話さないというのは、ネットで得た情報を自分で整理せず伝えると、本当に聞きたいことを言い忘れたりするからです。医師も、患者が何を知りたがっているのかがわかりにくくなります。診察時間も長くなりますし、事前に聞きたいことをまとめて、シンプルに問うことをおすすめします。

インターネットが苦手な方は、ご家族や知人に、お手伝いを頼まれるといいと思います。情報収集は大切です。

腎結石ができた

クローン病などの炎症性腸疾患の患者さんで手術をした人は、結石ができると言われています。

三〇代半ばに、背中の片側が強く痛んだことがありました。尿が出にくかったり、色がちょっと濁ったりしていたように思います。熱も出たので病院に行くと、「腎臓に砂があります」と言われました。このときは利尿剤で砂を流し、事なきを得ました。

ところが、四〇代後半から腎結石ができるようになりました。二〇〇七年にレミケードの治療を始めたので、それから三年くらい経った頃です。腎臓に砂ができたときよりも、さらに強い痛みがありました。最初の頃は、砂のときと同じく、利尿剤で結石が流れるのを待ちましたが、これ以降、次から次に結石ができるようになったのです。何度も繰り返すうちに、腹痛なのか結石の痛みなのか自分で区別がつくようになりました。腹痛はいつも右側です。左側が痛む場合はほぼ結石です。右側の結石のときは区別がつかないこともままありましたが。

ある日、尋常じゃないくらいの背中の痛みに襲われ入院しました。検査の結果、もう流れるような大きさの結石ではないとのことで、衝撃波（体外衝撃波結石破砕術）で破砕することになりました。医師は「手術と違って楽だよ」と言い、家の近くでこの治療ができる病院を紹介してくれました。そこで、左右に見つかった腎結石に、片側ずつ衝撃波を当てて砕くことになったのです。

初めてのことにドキドキします。片側に衝撃波を三〇〇〇回当てるとのこと、想像もできません。「右側からいきましょう」と簡単に言われたのですが、その衝撃の大きさに驚きました。専用のベッドに横たわり、体の下から衝撃波を当てるのですが、パンパンパンとすごい音がして、ものすごく痛いのです。よく考えたら、カルシウムの塊である石が砕けるのですから、痛いのも当然ですよね。

三〇〇〇回当てた後、レントゲンで腎臓を見たら、結石は粉々に破砕されていました。よかったと思うものの、体はぐったりしてヘトヘトです。家に帰ってからもしんどくて、二日ほど寝込んでしまいました。

一週間後、今度は左側の結石です。またもや、パンパンパン……。痛みを堪えましたが二〇〇〇回ほどで限界です。もう耐えられないと伝えると「多少は小さくなったけれど……、流れればいいですね」と検査を終えてくれました。

このときの私は、結石について知識がなくて、残った小さな結石がまた大きくなるとは想像もしませんでした。再び痛むようになったとき、「我慢してでも三〇〇〇回、やっておけばよかった……」と後悔しました。腎結石は一度、きれいに全部破砕してもまたできることがあり、再発率はとても高いそうです。

❋クローン病の先入観？

二〇二〇年、新型コロナウイルスが日本でも広がり始めました。発熱していると
コロナの感染を疑われる時代に突入しました。

この年の五月、真夜中に激痛が走りました。鎮痛剤を飲んで痛みを和らげました
が、翌朝には、三九度の熱がありました。こんな熱で病院に行ったらどうなるんだ
ろうと途方に暮れ、友人に相談してみると「病院に電話をかけて状況を話し、ちゃ
んと診察してもらった方がいい」と言われました。

長い病歴なのに、なぜ気づかなかったのでしょう。すぐに、通院している神戸の
病院に電話をかけ「昨夜、背中に激痛がして、熱が三九度以上あります。診察して
ください。お願いします」と懇願しました。電話に出た受付の職員さんはすぐに看

護師長さんにつないでくれました。

師長さんは「わかりました」と言ってくれているのに、不安だった私は「絶対に診てくださいね」と何度も念を押して、タクシーで病院に向かいました。救急外来を選ばなかったのは正解です。この時期、救急外来に行っていたら、発熱の段階で帰らされていた可能性は高かったと思います。

午前中に病院に着いたので、初診ということで申し込めました。師長さんもきてくれたので安心です。背中の痛みと発熱の症状を伝えましたが、まずは消化器内科に回されました。

腎結石を繰り返していても、クローン病の私に何らかの痛みがあると、まずは腸の異常を疑われ、腸の検査から始まります。「たぶん腸ではないです」と何度も訴えましたが、私の言葉は届かず、昼過ぎに腸には異常がないことがわかりました。

それなら、腎結石かとようやく泌尿器科に回してくれました。とはいえ「昼過ぎだけど診てもらえるかな」という状況です。間に合わなければ「明日また」と言われるかもしれません。

それでも何とか当日中に、泌尿器科に診てもらうことができ、そこから再度検査が始まりました。そして検査の結果、腎盂腎炎《じんうじんえん》を起こしているとわかったのです。もちろん、緊急入院でした。

ここにもまた、先入観という壁があるように感じます。

腎盂腎炎で入院

腎盂腎炎は、腎臓が細菌に感染している病気です。だから高熱が出たのです。腎盂腎炎を放置すると細菌が血液中に侵入し、全身に広がって敗血症を引き起こす可能性もあり、その場合は命の危険があります。入院後すぐ、抗生剤が点滴され、感染源となる結石を取り除くための治療が始まりました。

腎臓内にできた結石が、尿管に流れずに詰まったことから発症しているので、この詰まりを解消しなくてはなりません。しかし、感染という重篤な症状であるので、いったん詰まった石を腎臓に戻す処置をすると言われました。尿道から尿管ステント（細い管）と内視鏡を入れ、腎臓に押し戻すようです。

何となく嫌な予感がしましたが、ここは委ねるしかありません。夕方になって「今からステントを入れます」と手術室に運ばれました。そして、拷問のような治療が始まりました。麻酔もなく尿道からステントと内視鏡を入れるのです！

看護師さんが「我慢してね」と、二人がかりで、痛がる私を力いっぱい押さえます。若い医師が担当でした。不安しかないけど、仕方ありません。管を入れようとすると、強烈な痛みが走ります。

「ぎゃーーー、痛いーーーー!!」と叫ぶと、若い医師はひるみます。頑張ってくれているのでしょうが、ひるむと、よけいにステントは入りません。五分ほど格闘して、中堅と思えるような医師にバトンタッチです。ところが、この医師も入れられない。

医師が交代するたびに「どうして麻酔をしないの?」と聞いてみましたが、ちゃんとした回答をしてくれたのでしょうか。まったく覚えていません。最後は、ベテランと思われる医師がきてくれて、ステントはようやく入りました。体を守るためとはいえ、恐怖を覚える体験でした。

経験の浅い医師が経験を積むために必要なことだったのでしょうが、勘弁して、と思える出来事でした。

入院は二週間ほどでした。熱が下がり、体から細菌がなくなるのを確認してからの退院です。結石はまだ腎臓内にあります。なので、ステントは入れたままです。一か月後、ステントと石を破砕する手術のために、再び入院しました。その手術は麻酔もかかって、痛みを感じることもなく終えました。

「これで、腎結石はなくなったし、よかった！」と私は喜びました。

しかしこれはとんだ思い違いでした。

8章

断薬への道
合併症で死ぬのは嫌だ！

❁繰り返す腎結石

その後も、腎結石は繰り返します。さらに悪いことに、今度は腎盂腎炎を通り越して二度の敗血症を起こし、そのうちの一度は敗血症性ショックまで至りました。コロナ禍と重なったこともあり病院では大変な思いをすることになりました。

しかし悪いことばかりではありません。この敗血症が「このままレミケードを続けてよいのか?」と考える機会を与えてくれたのです。断薬へと舵を切るきっかけとなった私の経験をお話しします。

❁戻らない食欲

腎盂腎炎から回復して二年くらいが経っていた、二〇二二年六月中旬のことです。
またしても、背中に激痛が走りました。今度は、熱が四〇度もあります。ところが、背中の痛みは割と早くに引いていきました。

たった二年前に結石を破砕しているので、こんなに早く結石ができるとは思いもせず、風邪でもひいたのかなと思い、安静にしていると、四、五日で熱は下がりました。

ただ、平熱に戻っても食欲が湧きません。「何か食べなくては」と、無理をすると、気分が悪く寝込んでしまいます。心配した友人たちが食べ物を買ってきてくれますが、果物とゼリー以外は食べることができませんでした。

体重はみるみる落ちていき、普段の体重より一〇キログラム以上減って、三七キログラムに。すっかりやつれ、歩くこともままなりません。

友人は皆「病院に行ったら？」と言いますが、これまでにない症状だったので、新型コロナウイルスに感染しているのかもしれないなと思ったりして、二週間後のレミケードの予約日に行くことにしました。熱が出てからずいぶん経っているし、これなら大丈夫じゃないかと考えたのです。

しかし、そう甘くはありませんでした。

受付で症状を伝えると、消化器内科でも泌尿器科でもなく、総合内科を受診するように言われました。採血をすることもありません。よくわからない部屋に隔離され、防護服をまとった医師がやってきました。

「今からＰＣＲ検査をします。夕方に検査結果が出るので、いったんお帰りくださ

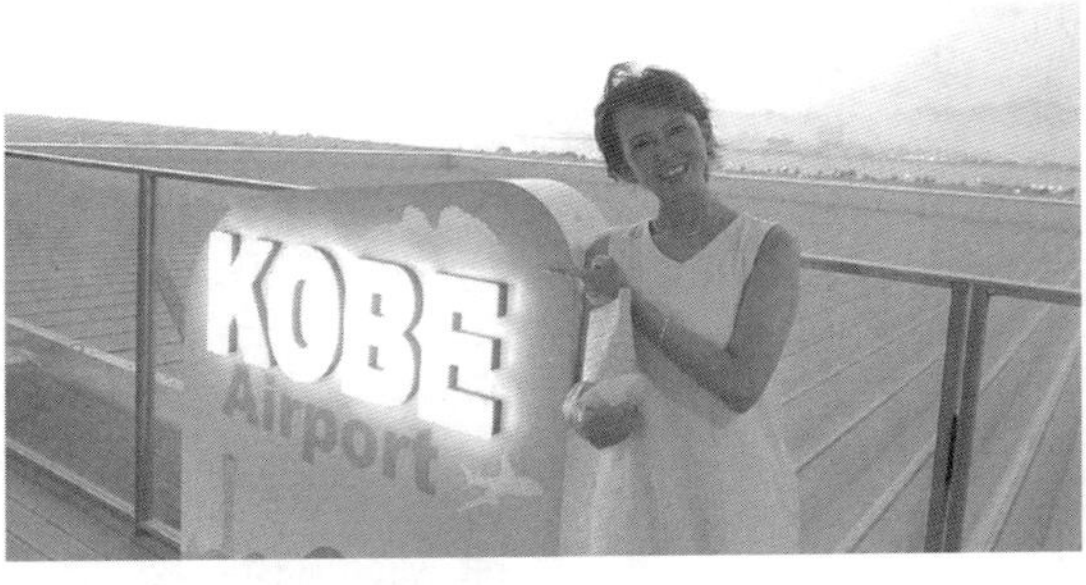

熱は下がったが食欲は回復せず
家ではほとんど何も食べれず、みるみる体重が減っていった。見かねた友人が外出に誘ってくれた。この1か月後、ようやく病院を受診する。

い。検査結果が出たら電話します。きっとコロナ陽性です」

まだ検査結果も出ていないのに、コロナに感染していると決めつける医師に、私は不信感を覚えました。何を言っても聞き入れてくれないようでしたので、レミケードの治療は、一週間後にずらしてもらって、帰宅することにしました。電車に乗るのも、歩くのもふらふらで、帰宅後はベッドに倒れ込みました。

夕方、その医師から電話がかかってきました。

「ＰＣＲ検査の結果は、陰性でした」

私は心の中で「よかった！」とガッツポーズをします。しかし、医師はこう続けました。

「でも、僕は絶対に陽性やと思います。隠れ陽性というのがあるんです」

驚いて言葉も出ません。どうしても陽性にしたいのかしらと、不信感がさらに強まります。一週間後のレミケードの治療を受ける日に、再度、この先生に診察をしてもらいましたが「陰性ですが、十分注意してください」と、まだ言います。

消化器の主治医に経緯を話しましたが「今は、仕方ないよねえ」で終わってしまいました。

その後しばらくの間、熱や痛みはなかったものの、相変わらず食欲はなく、ほとんど食べられない日が続きました。このとき仕事は、講演会に加えて、二〇一六年から始めたオカリナ教室のレッスンもありました。何とかこなしていましたが、老婆のように痩せて変貌した私に、「無茶しないでください」と皆が声をかけてくれました。

カリウムがパニック値に

八月の終わりには、自力で一歩も歩くことができず、どんどん弱っていきました。医師への不信感から「ちゃんと診てもらえない気がする」という思いが募り、体調の悪さもあってか、何をどうすればいいのか、自分で判断できなくなっていました。熱も痛みも治まっていたので、そのうち回復するだろうと信じようとしていたのです。ところが、九月初旬、またもや高熱が出て、恐ろしいほどの震えが私を襲いました。

「死ぬかもしれない……」

恐怖でいっぱいになりました。どうしようなんて言っている場合じゃない、そう思った私は、友人に車を出してもらい、いつもの病院に連れて行ってもらいました。手続きを終え、いすに座って待とうとするのですが、体がつらくて、じっと座ることすらできません。長いすに横たわっていると、職員の方が「処置室に行きますか」と声をかけてくれました。ベッドに寝させてもらうと力が抜けていきます。

採血をして、一時間ほど経つと、総合内科の医師が飛んできました。今度は、前回、診察を受けた医師とは違う先生です。

「すぐに入院です！」

またしても緊急入院でした。看護師さんが走ってきて「カリウムがパニック値です！」と先生に慌てて伝えています。パニック値とは、生命が危ぶまれるほどの危険な状態にある、異常な値のことです。

その後、点滴がつながれ、次々と薬が投与されました。両腕から採血して小さなワインボトルのような容器に入れる、見たことのない検査も受けました。どうやら感染症を調べる検査のようでした。

入院するには、ＰＣＲ検査を受けなければいけません。それが検査結果は「うっすら陽性」であるとのことです。私はぐったりしながらも聞きました。

「うっすら陽性って、何ですか？」

総合内科の先生は、感染症専門の先生に説明してもらいますねと言われます。今回の先生はとても丁寧な印象を受けました。

感染症専門の医師は「うっすら陽性」について、わかりやすく説明してくれました。

「今の状態は、コロナにかかり始めのうっすら陽性か、コロナが治りかけのうっすら陽性かがわからないのです。かかり始めのうっすら陽性だと、これから感染の真っ盛りに入るから、他の患者さんに移してしまう可能性があります。なので、これからコロナ専用の病棟に移ります」

「え〜、やだ〜」と内心思います。できればコロナ病棟に行きたくありません。けれど、説明を受けて、これから真っ盛りになる可能性があるなら仕方がないなと思い、承諾しました。

このときの私は、腎盂腎炎から敗血症性ショック（敗血症により、ショック状態に陥った危険な状態）を起こしていたそうです。でも、この病院では、その説明をされた記憶がありません。後から行く泌尿器科専門の病院の医師から、知らされることになるのです。

column 3

コロナ禍の入院生活

私は、ストレッチャーに乗せられて、コロナ専用の病棟へと向かっていました。治療が始まって安心したのか、体はへとへとでも頭の中は冴えてきました。「この体験は、一つも忘れないぞ～。今後の講演会活動で話せるかもしれない！」と、この経験を楽しむことにしました。

病棟のつくり

この病院のコロナ病棟はプレハブ造り。一部屋に四床ある立派な環境でした。幸いにも、患者は私一人で他に誰もいません。「よかった～」とホッと胸をなで下ろしました。

落ち着いたのもつかの間、いろいろな検査が始まります。

医師と看護師

驚くことに、一人の看護師さんが

血液検査など何もかもすべてを担当されます。その方は私に「大変でしたね」と声をかけ、てきぱきとケアをしてくださいました。「医療の最前線ってこういうことなんだ」と、気づき、考えさせてくれる経験でした。

一方、医師は診察にこられても、極力、患者とは接しないようにしている印象を受けました。余計な会話が一切ありません。今までの入院では感じたことのないピリピリとした緊張感に、病棟全体が包まれていました。

私はバイ菌？

レントゲン検査をするためには、コロナ病棟から検査室に行く必要がありました。この導線の中に、救急病棟があります。私は、ストレッチャーに乗せられ、ぼんやりと様子を見ていました。

看護師さんが携帯電話で「コロナ患者のさくらいさんが、今から通ります」というようなことを話されました。すると、救急病棟に入るドアがダッと開き、私が病棟の中に入って行くやいなや、シャーッとカーテンが次々に閉められていきます。

「もしかして、私はバイ菌？」

感染者は、こんなふうに扱われるのですね。個人ではなく〝感染者〟として見られているようで、すごくショックでした。

こんな気持ちになるのは、生まれて初めてです。前向きに、これも経験だと思うことにしました。

しかし、レントゲン室に行くまでに何度も、「コロナの人が入ってきた！」と、周りから見られているように感じました。私の思い過ごしかもしれないけれど、冷たい目で見られているような気がしたのです。

紙は二日で、鍵は五日？

急な入院だったので、いろいろな用事を人に頼まないといけませんでした。一つは、姉に渡したい書類があったこと、もう一つは、オカリナのレッスン室の鍵をレッスン代講してくれる先生に渡したいということでした。

すぐに解決できると思ったのですが、そうはいきませんでした。

書類の件は、姉が病院まで取りに

きてくれるというので、看護師さんに「姉にこの書類を渡してほしい」と伝えました。すると「それはダメです。あなたが触ったものをお姉さんが触ると、感染するかもしれません」と言われたのです。「え？」と思いましたが、急ぐ要件だったので、もう一度頼みます。

看護師さんはちょっと考えてからこう言いました。

「では、その書類をこのビニール袋に入れてください。お姉さんには、二日経ってから中を開けるように伝えてください。そうすれば、今日、お姉さんにお渡しすることはできます」

そういえばテレビで観た覚えがあります。他人事だと思っていたのに、まさかこんなことになるとは、と思いながら、書類をビニール袋に入れました。

続いて、レッスン室の鍵です。

書類と同じように、二日経てば問題ないと思っていたので、その看護師さんに鍵を渡したいと伝えました。すると「物の場合は五日経たないとダメなんです」と言うのです。

「え〜〜〜」と、思わず言ってしまいました。感染して入院したら、こんなに大変なのだと、ため息が出ます。しかし、早く鍵を渡さないとレッスンに間に合いません。どうしようかと困っていたら、看護師さんはこうつけ加えました。

「消毒しましょうか？　消毒したら渡せますよ」

そんな簡単なことだったのね……と思いましたが、ありがとうと言って、消毒して鍵を渡してもらうことができました。

一般病棟に移る

入院した翌々日の朝には「陰性」にかわり、コロナは治りかけの状態だとわかりました。午後から一般病棟に移れることになりました。

しかし、このときの移動もまた大変です。私が使っていたタオルや着替え、バッグに至るまですべて、今度は大きなビニール袋に入れないといけないのです。そこに、「五日間、開封禁止」と書かれた紙が貼られました。結局、その荷物は退院まで使うことはありませんでした。

敗血症性ショックだったと知る

一般病棟に移ると、総合内科の医師から、「二週間くらいの入院になります」という説明を受けました。クローン病を診てもらっている消化器内科の主治医も、病室にきてくれて、「大変やったね」と声をかけてくれました。

体の中の細菌が消えるまで入院ということで、いろんな薬が処方されました。左の腎臓に結石ができていたので、またもや、尿路を広げるステントを入れることに。再び、拷問を受けるような痛みに耐えました。

そして、医師の言う通り、二週間で退院となりました。ステントは入ったままの状態です。神戸にある泌尿器科で有名な専門病院を紹介され、今後の治療は、この病院で行うことになりました。

その専門病院で診察を受けたときに、医師から驚くことを告げられます。

「君、敗血症性ショックで死ぬところだったんだよ」

聞いたこともない病名です。即座にネットで調べると「敗血症性ショックとは、生命を脅かす極めて危険な病態」と書かれているではありませんか。もう、絶句です。市民病院では、「命にかかわる」なんて、言われていなかったですから。

二〇二二年一〇月の終わりに、この専門病院で結石を破砕し、ステントを抜く手術を受けました。

やれやれと思った矢先、右の腎臓にも結石があることがわかりました。医師によると、また敗血症になってはいけないので、早めの手術がよいとのことでしたが、病院の手術の予約具合と（人気の高い病院なので手術が多いのです）、今回の手術を受けた時期を考慮して、翌年の三月に手術することが決まりました。

このときの私の体重は、四二キログラム。体はまだふらふらしていましたが、死ぬかもしれない恐怖の原因がわかったことで、気持ちはホッとしていました。医師からは「次の手術をするまで、痛みが出ないように願いましょう」と言われました。

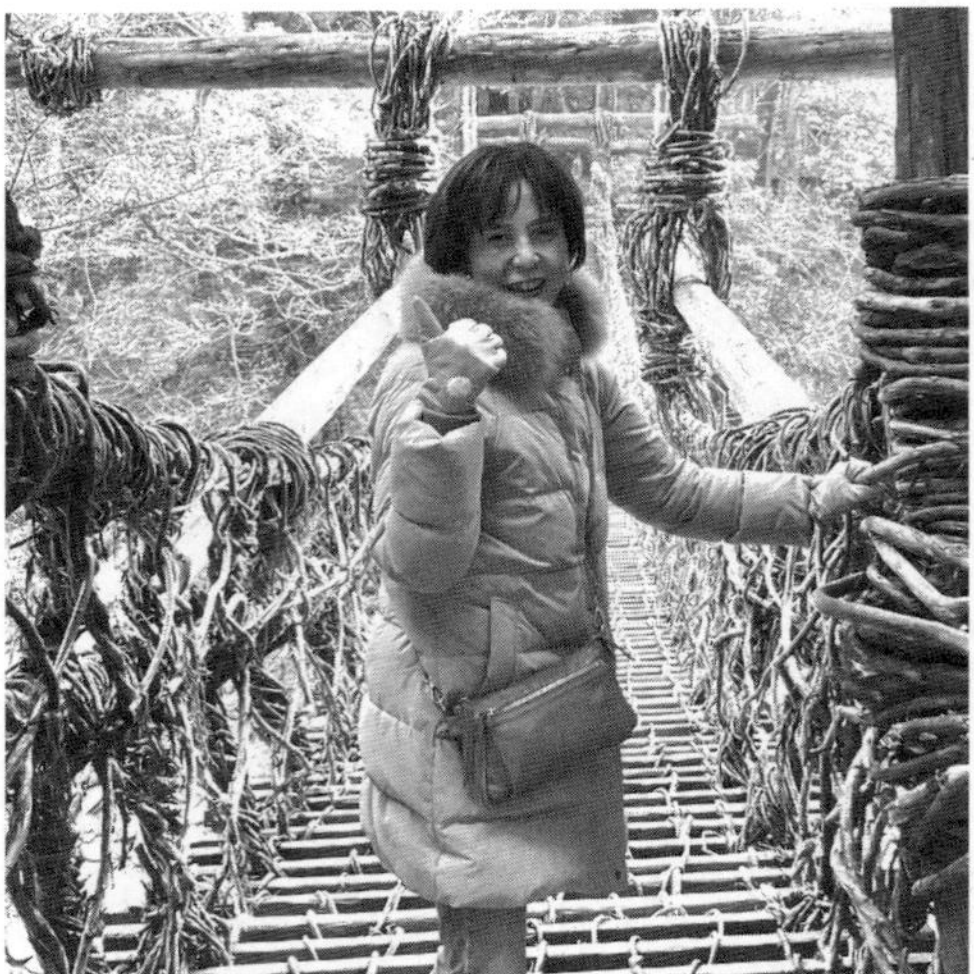

二度目の敗血症を起こす前
ステントを入れたままでも旅行は可能。徳島の祖谷渓へ。

再び敗血症

二〇二三年一月初旬のことです。

夜中に、強烈な痛みで目が覚めました。脂汗がどんどん流れ出てきます。背中が痛むので、おそらく右側の石が痛んだんだと想像しました。「どうしよう」と思いますが、真夜中ですし、どうすることもできません。痛みが治まるのを願いますが、まったく治まらず、朝六時になって救急車を呼びました。

大阪に住んでいる私は、救急隊員の方に、神戸の病院に行ってもらえないか、と頼んでみましたが、「それは無理です。近くの病院を探します」と言われてしまいました。当たり前といえば当たり前なので、身を委ねるしかありません。救急隊員の方は病院に連絡していましたが、一件目は受け入れ拒否。幸い、二件目の病院で診てもらえることになりました。

簡単な検査を受けたところ、やはり腎結石が影響しているとのこと。痛み止めの座薬を使いました。それが、驚くほど効いたのです。痛みが落ち着いてから、バスと徒歩で家まで帰ることができました。

九時を待って、泌尿器科の専門病院に連絡を入れると「すぐに、病院にきてくださいとのことでした。これは入院になるかもしれないと思い、ある程度の準備をして病院に向かいました。案の定、ステントを入れましょうと言われ、すぐに入院になりました。再び敗血症を起こしていました。今回は放置しなかったので、敗血症性ショックにまではなっていないけれど、細菌が全身に回っているようでした。炎症反応を見るＣＲＰは二一まで上がっていたのです。

腎結石から腎盂腎炎になるのならともかく、それを通り越しての敗血症です。毎月、泌尿器科の受診をしているのに、一体、なぜなのだろうという疑問が湧き始めました。

とにかく、まず、ステントを入れないといけません。また拷問のような痛みが起こるのかと思うと恐怖でした。医師に「あんなに痛いのは無理です」と言うと、鎮静剤のようなものを使ってくれたらしく、少しの痛みと違和感があるくらいで済みました。

前回の敗血症性ショックを起こしたときと同じような検査をして、二週間の入院です。そして、ステントを入れたまま退院。三月になってから、予定していた結石除去術を受け、ステントも抜けました。

❁免疫抑制剤への疑問

なぜ、私は一年間に二度も敗血症になったのだろう。

腎結石がなくなってから、疑問はどんどん膨らんでいきました。そして、最初の主治医から言われた言葉を思い出しました。

「年を取ると、クローン病は治るかもしれない」

あの頃は、この言葉の意味がわかりませんでした。でも、今ならわかります。そもそもクローン病は、本来なら体を防御するために機能している免疫に、異常をきたすことから起こる、と考えられています。簡単に言うと、免疫が高すぎる病気なのです。なので、治療薬の多くは免疫を下げるものでした。

かれこれ一五、六年使い続けているレミケードも同じくです。レミケードは、TNF－αという炎症を引き起こす物質が過剰につくられるのを中和する薬で、免疫機能を抑制する働きがあります。

もしかして、クローン病をよくするためのレミケードで、免疫が下がりすぎて二度も敗血症を起こしたのではないか、と思えてきたのです。

よくよく考えれば、普通は年をとるとともに免疫の働きが下がると言われています。中高年の免疫を上げるために、さまざまな健康法が発信されているくらいです。もしかすると、私のようなクローン病の患者は、強すぎる（高すぎる）免疫が、年齢を重ねていくと、ちょうどいいくらいに治まってくるのかもしれません。最初の主治医が言った言葉は、まさにこのことを指していたのではないでしょうか。

レミケードは、一回に二時間かけて点滴で入れていきます。これを基本的に八週間ごとに行うのですが、私は四一歳のときからずっと、病院に通ってこの治療を受けてきたわけです。このレミケードのおかげで、それまでにあった強いお腹の痛みはなくなりました。私に、食べる幸せを取り戻してくれた薬でもあります。

でも、それからもう十数年経っています。

そういえば、整体の先生をはじめ、何人もの方から、「薬はやめた方がいい」と言われ続けてきました。頭では理解できても「もし再発したら」と思うと、薬をやめる勇気は出てきませんでした。それでも、胃腸薬や睡眠薬など「自分には必要ない」と自分で判断した薬は、飲まない選択をしていました。鎮痛剤を飲むと元気になるという変な思い込みもありましたが、それもやめていきました。

しかし、このレミケードだけは、どうしても手放すことができませんでした。だって、私はレミケードで「生き返った！」と思っていましたから。

それでも「もし、レミケードが、敗血症になった一つの原因だったとしたら」と思う気持ちがどんどん増してきます。医療に詳しい知り合いに、この「仮説」を聞いてもらうと「それはあり得る話だと思う」と言われ、主治医に直接聞いてみることを決意しました。

医師へ「仮説」を伝えてみる

医師に尋ねるときは、ピンポイントでズバッと、です。

次の診察日に、消化器内科の主治医に、単刀直入に切り出しました。

「先生、私が敗血症性ショックになったのは、レミケードの治療を受けて、免疫が下がりすぎたからではないですか。だから、二回も敗血症になったのではないでしょうか。素人判断ですけれど」

主治医は、じっと私の顔を見て「その可能性は、高いと思います」と言いました。

次の質問には勇気がいりました。

「それなら、この薬はやめた方がいいですか」

主治医は「本体のクローン病がこれだけいい状態を保っているのにやめることはないと思います。結石の方は、破砕すればよくなるのだし、それで結石が取れれば問題はないのではないですか」と言われました。クローン病をメインに診ている主治医としては、「今まで通り、レミケードは必要なのではないか」ということです。

私には、たとえ結石によって敗血症で死にそうになったとしても、それは「仕方がないこと」というふうに聞こえました。発病当初から、クローン病が原因で死ぬことはない、と言われてきました。それなのに、腎結石が次々とできて敗血症を起こし、死ぬかもしれないという状況が一年に二回もあったわけです。

クローン病の寛解期を維持するために、合併症で死にかけるのはおかしくないか？　私は瞬時にそう思い、「レミケードをやめる方向で考えられませんか」と主治医に思いを伝えました。主治医はしばらく考え込まれましたが、その場で、答えをもらうことはできませんでした。

その後、私は、自分の人生がよい方向に向くためにはどうすればいいかを、懸命に考えました。自分の人生は、自分で決める。これが鉄則です。

以前クローン病の友人で、感染症で命を落とした人がいました。長い入院の果てでした。原因や症状も違うのでしょうが、死ぬことはあるんだと思うと怖くなりました。

私は、クローン病ではない違う病気で死んじゃうかもしれない。再発を恐れて迷っている場合ではない。薬をやめよう。決意のような強い思いが、私の中で湧き出しました。

断薬の覚悟

その次の診察日がやってきました。

私の中では、レミケードをやめる決心ができていました。すると、不思議なことに、私が言うまでもなく、主治医から「レミケードをやめてみますか」と提案されました。自分が薬をやめると決めると、現実が自然に、そういうふうになっていくのでしょうか。

私は「やめます」と即答しました。

主治医は「レミケードの他にも使える薬がまだあるから、いったんやめてみよう」という考えのようでした。ですが、私の中では、次の薬を使うなんて思っていません。だって、同じような免疫を下げる薬でしょうから。また、命の危険にさらされるようなことはごめんです。主治医には言っていませんが、次の薬を提案されたとしても、絶対に使わないと決めています。

レミケードをやめると決めたのは、私自身です。この先、病状が悪くなったとしても自己責任です。主治医のせいには一切できません。ここでレミケードをやめなければ、また腎結石ができて、敗血症で今度は死んでしまうかもしれない。

もちろん、レミケードのせいだけではないのでしょう。他にもいろいろな原因はあるのかもしれません。ですが、私はもう二度と敗血症を起こしたくないのです。

免疫機能を抑制してしまうレミケードを使い続けると、私の免疫は下がったままです。薬をやめてみないと、今の自分の体がどういう状態なのかもわからない、と強く思いました。

主治医も不安があったのか、一度、期間を空けてみようと、八週間ごとに受けていたレミケードの治療を、一〇週間にまで延ばしてみることになりました。八週間で効果がなくなると言われていた薬ですが、一〇週経っても私の体は何ともありません。次は一一週に延ばしましたが、同じく何ともありません。

そして、二〇二三年四月、主治医はレミケードをやめることにＯＫを出してくれたのです。

✿不安からの解放

レミケードを使い始めてから、お腹の痛みはなくなっていましたが、下痢は続いていました。それも一日に三〇回くらいです。それが、レミケードをやめると、一日に三回くらいにまで激減したのです。

頻繁に下痢があるという状態は、生活する上でとてもストレスになります。歩いて出かけるときには、家を出る前にトイレ、家から三分で着く駅でトイレ、乗り換えの駅でトイレ。知らない町に行くときは常にトイレチェック。いつも心配がつきまといました。

東京に行ったときに、トイレまでの距離が遠くて、我慢するのが大変だったこともありました。大都会は、やっと見つけたトイレも長蛇の列だったりします。そんな苦労した経験があるせいか、今でも「大丈夫かな」と不安に襲われます。すると、脳から指令が出るのか、急にトイレに行きたくなったりします。三十数年もの間、そのような生活をしてきた苦しい経験はなかなか忘れられません。

このようなトイレに対する不安が、レミケードをやめてからは、ほぼなくなったのです。生活のしやすさがまったく違います。移動することへのストレスを感じなくなりました。私の人生に、再びこんな日がやってくるなんて、想像もできませんでした。

今、レミケードをはじめすべての薬をやめて、一年と半年が経とうとしています。体に何の問題も感じていません。よく眠れるようになりました。一番よかったのは、今日が「元気」か「元気でない」かの判別がつくようになったことです。そういえば、長い間「元気」とはどんな状態のことなのか、わからなくなっていたように思えます。

この選択をして、私はよかったと思っています。明日のことはわかりません。けれども「不安を感じながら過ごすことをやめる」と私は決めました。

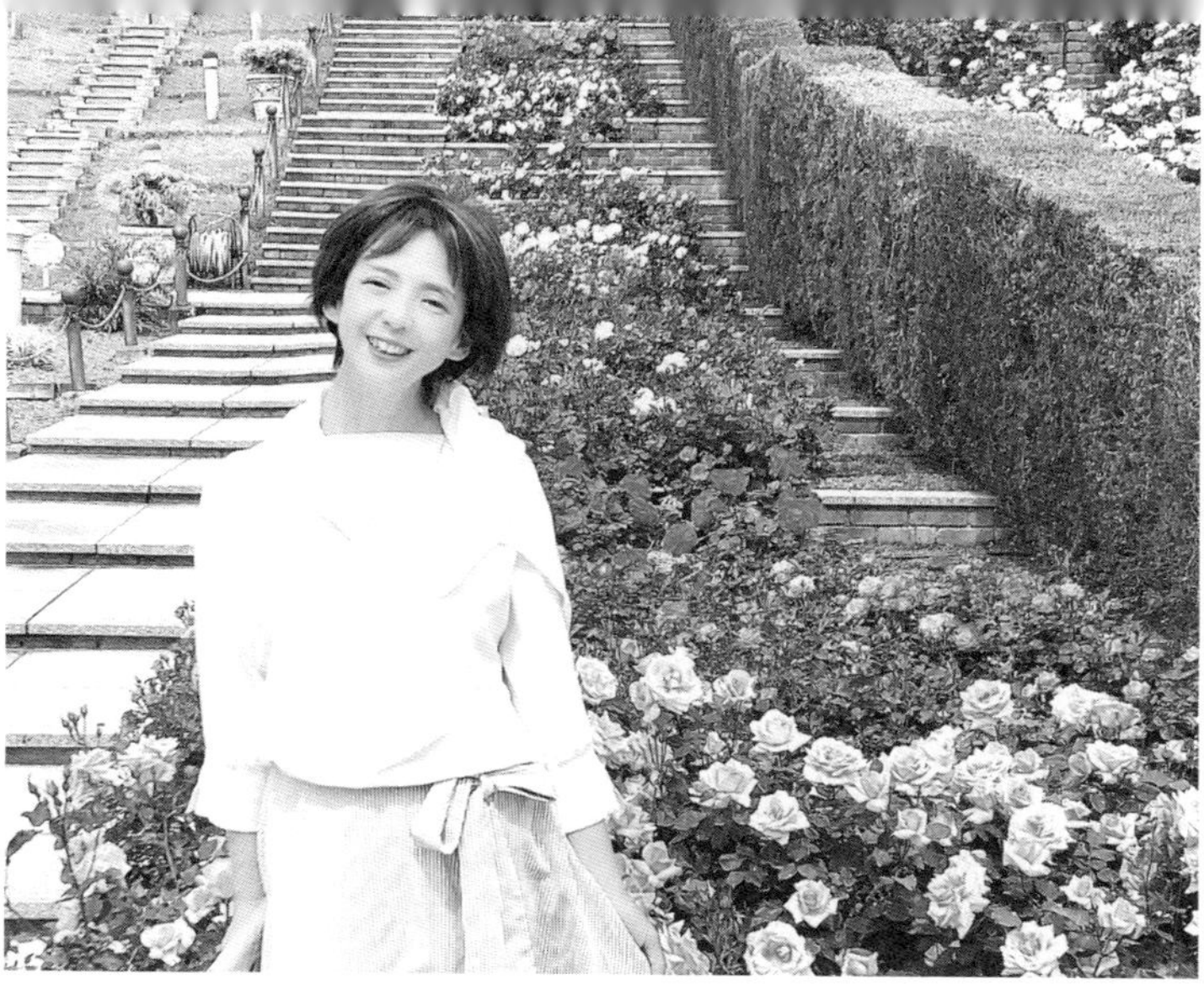

レミケードをやめて２か月ほど経った頃
不安から解放されたせいか、どことなく表情が穏やか。

思いきった決断をしましたが、皆さんに断薬をすすめているのではありません。感染症で命を落とす恐怖に直面したことで、私なりに考えた「一つの出口」だったのです。

私の友人はみんな「すごいやん！　薬やめたん？」と驚きながらも、称賛してくれています。勇気がいることだと、みんな知っているからです。ありがたいことに、会うたびに「元気？」と気遣ってくれています。ずっと見守ってくれている友人たちに、私は心から感謝をしています。

9章

幸せを向いて生きる

生きるとは何？

「幸せとは何ですか？」と問いかけると、きっと問いかけた数だけ答えがあります。

「生きるとは何ですか？」と問いかけると、ぱっと答えられない人もいるかもしれません。

私の場合、幸せの問いに関しては、最近になって少しわかりかけてきましたが、その時代時代に、自分の求める幸せがあったようにも思えます。生きるの問いに関しては、まだまだわかっておりません。でも「喜び」と答えたい自分がいます。

横浜での手術を終えて、神戸へ戻ってくるときに「生きる」を決めた自分がいました。そのときの私にとっての「生きる」は「自分の力で働く」ということでした。何もできないし、体調もよくない、でも、働いてお金を得ていかないと、自分の将来を夢みることはできないと思ったからです。

ありがたくも、親の援助はありました。住むところも食べるものも、親が与えてくれました。でも、「いつまでもこれでいいのか?」という思いがどこかにありました。親に甘えて生きることはできる。でも、それでは自分の人生に夢も希望も生まれてこないのです。

これまでの人生で一番つらかったのは、夢も目標も持てない時期でした。病気になったことではないのです。

世界一になりたい、日本で演奏家として活躍したい。病気になってからも、その夢のチャンスは次々と目の前にやってきました。あの頃の自分の生きるエネルギーは、半端ないものだったと思います。その後、講演で全国を回るときも、無茶ばかりしましたが、一度も舞台に穴をあけませんでした。

なぜかわかりませんが、私には強い「思い」がいつもありました。その思いを失くした数年間だけが、絶望していたのです。この経験は二度と繰り返さないと心に決めています。

できない、やらない、考えない選択は、自分の人生から可能性を奪っていきます。周りを見渡せば、小さな幸せはいくらでもあったはずです。病気であっても「フルートは吹ける」というプラスを向いていれば、何かの可能性につながったかもしれないのです。

皆さんに、私のような人生を提案しているのではありません。

ご自身がどういう状態でいることが「幸せ」なのかを、一度考えてほしいのです。

働きたい、お金を得たい、結婚したい、子どもがほしい、やりたいことをやりたい。その気持ちを捨てないでください。病気が障壁となるように感じることもあるでしょうが、形を変えて実現することもあるのです。私が演奏家から講演家に変わっていったように。

自分で「枠」をつくらない

今はインターネットで何でも調べられるし、バイトだって登録するだけでいつでもチャンスがある。お金を得ようと思えば、いくらでも方法はあります。もし「できない」と思うなら、それは自分が思っているだけなのです。やればできるのです。

「自分がどんな生活を送りたいか」、とにかく、思いを巡らしてみてください。

これが明確になればなるほど、どのように働いてお金を得るのか、経済的に豊かにしていけるのかを考えるのが楽しくなります。

情報を得てもいいでしょう。でもそこに「枠」をつくらないでください。「病気の枠」をつくると、望み通りになるどころか、逆に病気に支配される人生に舞い戻ってしまいます。


例えば、サッカーが好きなら、一生、そこに携わっていたらいいと思いませんか？

プロの選手だけが選択肢ではありません。スポーツトレーナーでも、学校のサッカー部の監督でも、サッカーチームのサポーターでも、人生の中にサッカーがあることは、その人にとって幸せなことなのではないでしょうか。

なぜその仕事に就きたいと思ったのか。そこを大事にしてほしいと思います。

「できる」を見つけることから始める

病気になると、「できない」という選択をしがちです。そのすべてが言い訳でしかないことに、数十年経った今、私はよくやく気づくことができました。

通院しなくちゃいけないし……とか、そういうことを言っていると、チャンスを逃します。通院は大事なことですが、最優先にする必要はないと思います。何かやりたいことがあったら、自分の主治医と相談したらいいのです。町のクリニックの医師と連携してくれるとか、いろいろ方法は出てきます。

「できない」発想を捨て、「できる」を増やす発想をしてください。何か、難しいと感じたら、そこに自分の枠があります。何かを言い訳にしているのです。

東京への転院のときの私がそうでした。

東京へは行けない言い訳が次から次へと湧いてくるのです。そこにいたのは「勇気のない自分」でした。勇気のない自分は「行かない（やらない）」選択をしていたのです。

周りの応援があって東京に行くことが決まってからの一週間、私はずっと「私にはできる」と念仏のように唱えていました。できない自分に打ち勝つために。

社会復帰にしても同じです。

自分が役に立たないことはわかっていました。

最初の目標は「職場に行く」ことでした。職場に着くことができれば、あとは「何とかなる」と思うようにしました。実際には、何ともならなかったのですが、周りの人が根気よく仕事を教えてくれました。

次第に「できる」が訪れます。今日はコピーが使えた。今日はパソコンに入力できた。今日は電話に出られた。こうして、小さな「できる」を積み上げていくと、少しずつ自信を持てるようになっていくものです。

いろんなことができるようになった私は、契約社員として勤める機会に恵まれました。そのときの目標は「移動」です。一年目は車で行く。二年目は駅まで送ってもらって電車と徒歩で行く。三年目は駅までバスで行き、そこから電車と徒歩で行く。そうするうちに、お弁当をつくって持って行けるまでになりました。人にとっては当たり前すぎることですが、小さな「できる」を積み重ねた結果今があります。

病気を乗り越えるというのは、「できる」を見つけることから始まるのではないでしょうか。

✿やっぱり社会の壁はある

「できる」と思うだけで、乗り越えられることは、たくさんあるように思いますが、実は、できないことも存在します。

わかりやすいのは生命保険です。

クローン病になると、生命保険への加入がとても厳しくなります。最近は、ずいぶんと緩和されてきて、一定の期間、安定した症状を保つことで加入できる保険も増えてきています。私は、大樹生命の炎症性腸疾患の患者向けの保険に入っているのですが、三度も手術をしたために、五年間入院しない期間を経て、ようやく入ることができました。保険料は一般的な生命保険よりも高めです。でも、加入できる保険があるということはありがたいと思いました。

入りたいときに入れないこともあるでしょうが、まずは情報を手に入れ、入れるチャンスを逃さないことが大切だと思います。

障害基礎年金は受けられたらラッキーなのでしょうか。

現在は、受給できるケースも増えているようです。ご自身が受給できるかどうかは、まず、ネットなどで情報を得てみてください。ただ、受給対象となるのは、病状が非常に悪い場合となります。これをラッキーと言ってよいのでしょうか。疑問が残ります。

私が受けたいと思った頃は、まだまだハードルは高かったと思います。自分のことが自分でできる人は受けられないと門前払いでした。もし、受給できていたら、私は「働こう」と決意したでしょうか。きっとしていないと思います。あのとき、どこにも頼れないことを知ったからこそ、自分で生きるという選択ができました。私の人生にとって、年金を受けられなかったことはラッキーだったと思います。

ハローワークにも壁が。

そんなことはないと思いたい話を一つします。

ある日、友人が泣きながら電話をくれました。ハローワークに仕事を求めにいくと、窓口で、こんなことを言われたそうです。

「クローン病の人はすぐ調子を崩して入院するから紹介できない」

何とおかしなことではありませんか！

すぐ、各地の患者会の代表に電話をかけて事情を話してみると、「そうやねん、それが現実やねん」と口々に言われました。その返答に息が止まる思いをした私は、翌日、身体障害者手帳を握りしめ、ハローワークを訪れました。自分で体感しないと、どんな様子かわからないからです。

窓口に行くと、その日の担当の人が「パソコンできますか?」「ワードは使えますか?」「エクセルはどうですか?」と、いろいろ聞いてくれます。私が「パソコンは電源を入れるくらいならできます」と答えると、「それなら大丈夫。あとは追々できるようになるから」と三つほど仕事を紹介してくれたのです。聞いていたのとずいぶん違います。

この出来事を、窓口の人の当たりはずれで済ましてよいのでしょうか? 運がいいとか、悪いとか言い出したらきりはありません。私の場合がたまたまなのか、友人の場合がたまたまなのか。悲しいけれど、これが現実でした。

自分のことで思い出すのは、契約社員を解雇されるときに、上司から「病気なのにどうして働くの?」と言われたことでした。その上司は「みんな言ってるよ」と私に追い打ちをかけてきます。解雇のことは予想できていたのですが、さすがにこの言葉は許せませんでした。「みんなって誰ですか?」と聞くと、上司は答えられません。その上司に向かって「あなたは解雇できる権限を持っているのだから、そんなこと言わなくてもよかったのに。あなたが上司じゃなければよかったわ」と言ってしまったのです。スカっとしましたが、もちろん結果は解雇で変わりませんでした(笑)。お勤めは向いていないんだなあと、わかった出来事でした。

自分の人生、頑張って生きてみようと思っても、世間の冷たい対応に出会うこともあるかもしれません。でも、そこで負けないで。「次、いってみよう!」とすぐ切り替える方がいいですよ。自分の人生は自分で切り開くことが大切です。

理解されにくい内部障害

ハローワークで起きたこと。どうして働くのかと、言われたこと。どちらも、病気に対する理解の低さを表しています。

それは、幸か不幸か、見た目に現れない症状だからです。五体満足であることは、このうえなく幸せなことです。しかし、症状が見えないことで、つらい思いをすることも多くあるでしょう。

一つはトイレの問題です。

下痢や腹痛という症状は、思っているより他人に理解されません。それは、人が「大変か」「そうでないか」を考えるときに、自分の経験をもとにするからだと、私は思っています。だから、少しでも知ってもらえると「大変ですね」とか、気持ちに寄り添ってもらえることがあります。

特急電車に乗れないとか、大都会の街中でトイレを発見する困難さに不安が増大することとか、やっと見つかっても大行列だったりとか。クローン病患者にとって、移動に神経をすり減らすのは日常のことなのです。

今でこそ、コンビニのトイレを借りることができますが、それは、患者会の有志がＩＢＤ（炎症性腸疾患）患者のためにトイレを開放してほしいと、嘆願したおかげなのです。しかし、ここにも「理解」の壁がありました。

ある患者さんが急な下痢に襲われ、コンビニの車いす用の駐車場に車を停め、トイレに向かおうとすると、別のお客さんから「あなた、足が悪くないのに！　そこに停めたらだめでしょう！」と注意されたそうです。

下痢でトイレに焦る気持ちは皆さんおわかりになられると思います。

そんな切羽詰まったときに、病気のことを説明したり、車を停め直したりができるでしょうか。

いざというときのために「ヘルプマーク」を持っておかないと、と思いました。

理解の低さは、他人だけではありません。

ある高校生のクローン病患者さんは、毎朝、腹痛と下痢に悩まされて、学校を休むことが多くなっていきました。彼女はクローン病と診断されているので、私たち同病の患者からすると「大変なんだな」とすぐ想像できます。しかし、彼女の家族は、毎朝学校に行かないからとクローン病のことを「なまけ病」と呼んでいたそうです。そのうえに「うちに難病患者がいるなんて、近所に知られたくないから、家から出ていってくれ」と、大学に入学したら家を追い出されました。この話を聞いたときに

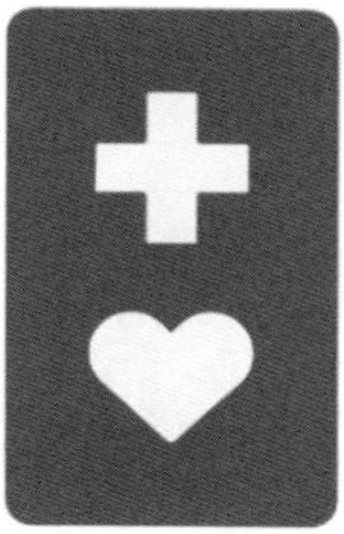

ヘルプマーク
赤色の下地に、白色のプラスマークとハートが上下に配置されている。外見からはわからなくても、援助や配慮を必要としている方々が、周囲の方にその旨を知らせることで、援助を得やすくなるよう作成されたマーク。

は、こんなことを言う人が、この時代にいるんだと絶句しました。日常の生活のしづらさは、家族間の信頼さえ失くしてしまいかねません。

では、結婚はどうでしょうか。

私は結婚もし、離婚もしました。相手に迷惑をかけたなあと思います。そして、始終、そういう気持ちでいっぱいだったことを思い出します。とてもよくしてもらいましたが、してもらえばもらうほど、申し訳ない気持ちでいっぱいになります。言いたいことも言えず、できるだけ迷惑かけたくないと、元気なふりをし続けました。結局、そんな自分に疲れてしまいました。

同病の友人は、結婚する際に相手のご家族から、「クローン病は遺伝するのではないか」と言われたそうです（クローン病は遺伝病ではありませんが、遺伝的な因子の関与は考えられています）。立場によって複雑な思いがあるでしょうが、よく話し合い、お互いの思いをしっかりと受け止め、理解し合える間柄になれればと願います。

では、出産はどうでしょう。

私は、主治医から「子どもは産めますよ」と言われていましたが、自分のことで精いっぱいなのに、たとえ産めたとしても、育てるなんて到底無理だと思いました。

でも、これは私の場合です。幸せな結婚をして、子どもに恵まれた方もおられます。

結婚も出産も、病状というより、その人の考え方によるのかもしれませんね。

自分の心が喜ぶ方を選んでみる

もし、あなたがクローン病の患者だったとしたら、食べるか。

食べないか。

あなたの心はどちらを選ぶとうれしく感じますか？

頭で考えると、「食べない」を選択するように思います。栄養指導をしっかり学び、これ以上悪化させないためには、「食べない」選択がよいと思われがちだからです。個人の考え方なので強くは言いませんが、「食べる選択」をした同病の友人たちは、手術を繰り返しながらも、いつも社会の中に溶け込んでいます。友人も多くいて、楽しい時間をたくさん持っているように見えます。

一方、「食べない選択」をした人たちは、手術をしなかったかというと、実はそうでもないのです。手術も再発も繰り返し、そのうえ、食べることを極端に恐れるようになり、社会との接点もどんどん少なくなっているように見えました。

サンドイッチを食べて生死を彷徨った私は、皆さんにとって反面教師でしかないのですが、それでも「食べる」ことをあきらめないでほしいと願います。

長い人生の中に、食べる幸せがどのくらいあるでしょうか。美味しいと感じる幸せって最高ではないでしょうか。その美味しい、楽しいを、人と共有するのが食事タイムなのです。私は、自分が食べられないときでも、いろんな会にも参加して、腸管に詰まらないものを選んで食べていました。美味しそうなものは、いつも「味見だけ」と言って、一口だけ食べていました。

私にとって忘れられない美味しい幸せは、初めての絶食後に出てきた温泉玉子です。たった一個の卵を、ちびりちびりと食べたことを思い出します。食べる、味わうことの幸せを感じたものです。

自分で決める、選択のススメ

自分の人生は自分で決める。
このことが決意できれば、人生は大きく変わります。

でも、なかなか決められないんですよね。

例えば、外出先でのランチ、「何が食べたい？」と聞かれたら即答できますか。
私の母はいつも「お寿司」と即答します。それが大好物だからです。こうやって、はっきり食べたいものを言えたら、「お寿司」が目の前にやってくる確率はかなり高いと思いませんか。

これは練習すれば、誰でもできるようになります。まずは小さなことから始めましょう。

「コーヒーと紅茶と、どっちがいい？」と聞かれたときに、即答するクセをつけるのです。自分の飲みたい方を選ぶのです。周りの人に合わせる必要はまったくありません。「紅茶」と言えば、目の前に紅茶がやってきます。

日本では、人と合わせることが美徳とされがちです。ですが、周りを気にして、遠慮していくうちに、自分の意見を言わないことが楽になっていきます。そのうち、自分がどうしたいかを考えることすらなくなり、「何でもいい」「おまかせするわ」と、自分で決めることを放棄する「決められない人」になっていきます。

決められない人になってしまうと、自分の人生を決めるような重大な選択も、すべて人任せにしてしまいます。病気になったら、治療の選択が求められる場面はよくあります。

そのときに、自分で決めることに慣れていないと、医師や家族が多くの情報や選択肢をくれても、何がよいかわからず、自分がどうしたいかもわからないのです。

自分で決める力をつけるために、日々練習してください。


自分が食べたいものを食べる。

自分が飲みたいものを飲む。

自分が行きたいところに行く。

自分がやりたいことを、やりたいときにやる。


わがままなように思えますが、そうではありません。例えば、夕食が好物ではなかったとき「ああ、私はカレーが食べたかった」とわかっているだけでいいんです。

そして翌日、まだカレーの気分だったら、昼食でカレーを食べればいいんです。

今、私は自分の選択の基準を「自分が楽しいと思うかどうか」と決めています。「コーヒーを飲む方が、私は楽しい」と思えば、コーヒーを選びます。でも、それが「手術」か「五年間の絶食」か、だとしたらどうでしょう。どちらも楽しくないですよね。そこからは、自分と相談するのです。答えが出るまで。そして、自分の心が本当に喜ぶ方を選択すれば、どちらを選んだとしても、その先によい結果が待っています。

「病気の人生なんて選んでないわ！」と言いたい気持ちは、私も同じです。でも、どこかで折り合いをつけましょう。そうしないと、幸せに舵を切れません。

今の自分の人生は、これまでの自分の選択で創り上げられています。これからの人生を今より幸せにと思うなら、「自分で選び、自分で決める」を極めることをおすすめします。

思い描いたことは現実となる?

悪いことを自分の思考にインプットすると、それが現実となってしまうことが多くありました。

入院していたときのことです。

親しくなった潰瘍性大腸炎の患者さんが、ある日、突然悪化し、急に手術を受けることになりました。そして、ストーマをつけて病室に戻ってきました。また、同じくクローン病の患者さんは、ステロイド剤の副作用で、体が膨れ、肥満と思うくらいに太っていきました。

私は、「自分もそうなったらどうしよう」と、不安でいっぱいになりました。その不安は、数年後、現実となります。同じように緊急手術となり、ストーマをつけることになりました。自分では気づかないうちに、悪い状況を思い描いてしまっていたのではないかと思います。

他にもたくさんあります。留学できなかったらどうしよう、フルートが吹けなくなったらどうしよう、演奏の仕事がなくなったらどうしようと、思ったこともありました。それらもすべて現実となるのです。

「そんなの、何の根拠もないじゃないか」と言われるかもしれません。でも、自分が描くイメージは、遅かれ早かれ、目の前に現実として現れると私は思います。

ただし、悪いことだけではありません。病室で「こうなったらいいな」と思ったプラスのことも、すべて現実となっています。というより、自分の想像を超えたことが次々に起こっているのです。この闘病記を出版できることもその一つです。
自分が何を思うかは、思っているより人生を左右します。ですので「こうなればいいなあ」「ああなればいいなあ」とよい想像を巡らせてくださいね。

楽しいを基準に判断してみる

私は、精神科医で随筆家だった斎藤茂太先生の本が大好きです。著書の中で言われた「人生の成功とは、振り返ってみたときに『楽しかった』と即答できるかどうか」(『モタさんの落ち込みやすい人に効く55のヒント』PHP研究所)という言葉にとても共感しています。

ここ数年、楽しいを選択基準にして暮らしてみました。すると、ストレスといっ

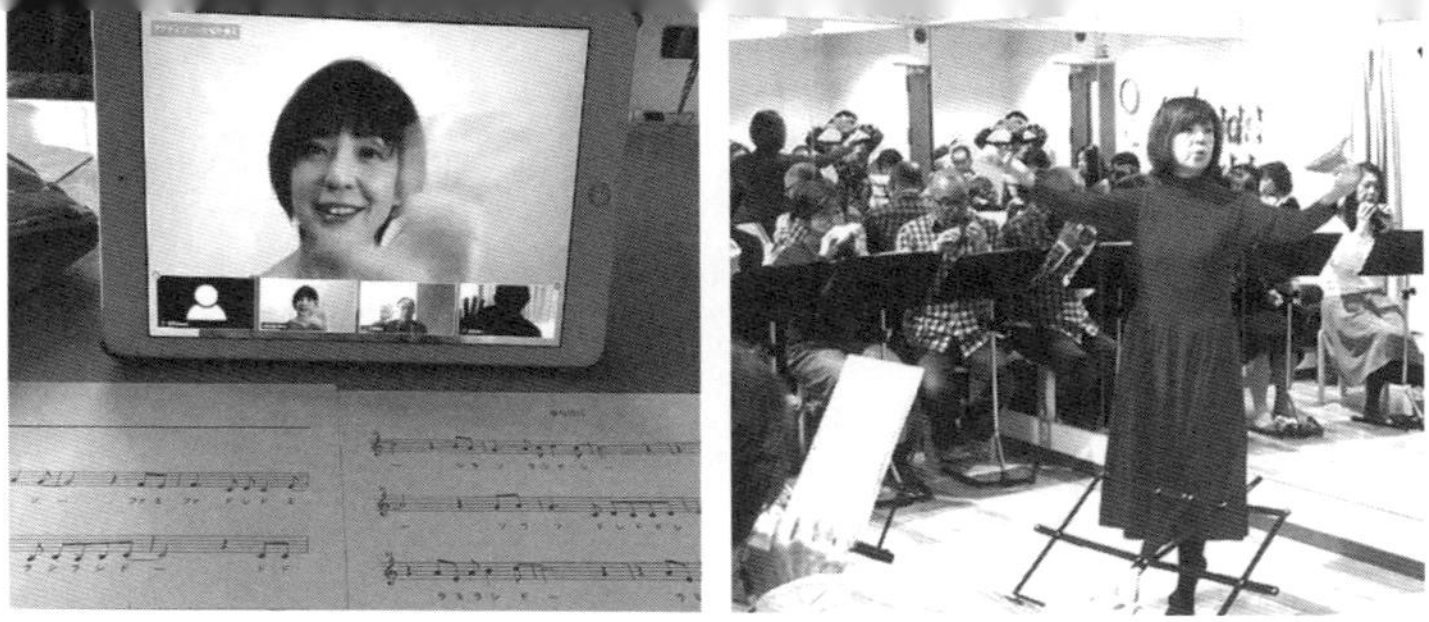

オカリナ教室の様子（右：スタジオ、左：オンライン）
教室の目的はオカリナが上手になることではなく、人生を豊かにすること。生徒さんには、演奏する楽しみを感じてほしい。2017年からは、オンラインレッスンも行っている。

たものから、開放されていきます。昔から「ねばならない」から解放されたいなあと思っていました。その願いが今、叶っているように感じます。

断薬を決めるときは、何日も何日も考えました。でも、自分の人生のこれからを見つめたときに、私は可能性にかけたのです。そのおかげで、今、病院へ行かねばならない、薬を飲まねばならない、といったものから解放されました。

仕事も、働かなければならないという思いから解放されました。オカリナを吹くことも、講演も、オカリナ教室も、自分の好きなことなので、働いているという意識があまりないことに気づきました。すると、何をするのも楽しみが多くなり、毎日がどんどん輝いてきます。最近は、自由で楽ちんな毎日を過ごしています。

皆さんにも、今、この瞬間から「楽しい」をたくさん探していただきたいです。

空を見上げて、花を愛でる

今一度、私の人生に戻らせてください。

二〇一八年にクラウドファンディングを成功させ、オカリナのアルバムを制作し、大きな夢を描きました。二〇一九年は、その夢へ向かう階段をつくり、秋には大々的にコンサートを開催しました。

本番の日は、朝から飲まず食わずです。それが一番、トイレの心配がなく、安全だったからです。悪しくも、その日は台風が直撃し、開催できない可能性も高くありました。私にとって、人生最高の日でもありますが、ストレスマックスの日でもありました。それでも、ステージの光は、私に多くの喜びを与えてくれました。

しかし、その舞台を終えた後、体調はどんどん悪化していきました。貧血で動けなくなったのは、この頃の話です。

光り輝く舞台と、誰にも知らせることのない舞台裏、発病当初から変わらない自分がいました。


大きな夢を掲げたのにも理由があります。ある学校での講演で「みんなの夢って何ですか？」と問うと、「先生の夢は何？」と質問されたことがありました。質問をしてくれたのは小学二年生の男の子でした。そのときの私は、その子がわかる「夢」を語れなかったのです。そして、小さな子どもに語れる夢をと思い、自分が望んでも絶対無理だと思う夢を掲げました。

このとき、私は人の縁のすごさを感じました。私が掲げた夢を応援してくれる人たちが「夢の応援団」をつくってくれたのです。期待に応えたいと頑張っていると、目の前に道を見つけてくれる人が現れます。どんどん進む道が見えてきて、その大きな夢の階段ができ上がりました。あとは上るだけです。

それが二〇一九年の十二月の話です。

その後、新型コロナウイルスの感染拡大がやってきました。私の夢の階段は、道半ばで打ち砕かれてしまいました。応援団の援助でラジオのパーソナリティを一年ほどさせていただいたり、不自由な時代の中、コンサートを開催してもらったり、たくさん応援してもらったのに、私の心はへとへとになってしまいました。

そんなコロナ禍一年目の春、学校は休校になり、人と会ってはいけないと言われる時期がありました。診察日に病院に行くと、その病院に感染者が出たとニュース

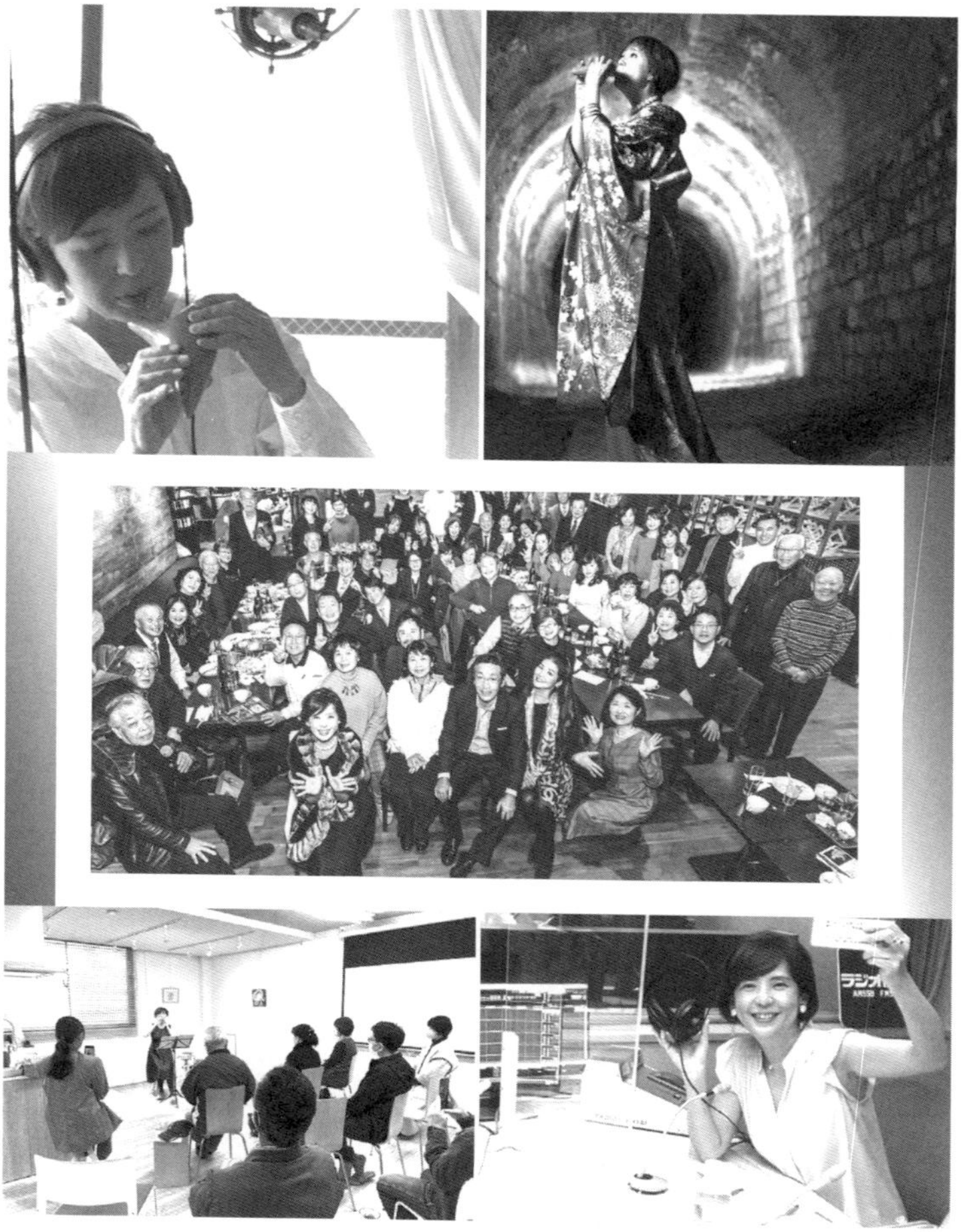

上段：アルバムのレコーディング（左）、カバー写真の撮影（右）
中段：「さくらいりょうこ夢の応援団」の結成（前列左から２人目が著者）
下段：コロナ禍のコンサート（左）、ラジオパーソナリティに挑戦（右）

で大きく取り上げられました。何が何だかわからず、そこにいた自分は感染している可能性があるかもしれないと、しばらく家にじっとしていました。

一〇日ほど経って、「誰もいないところなら出かけてもいいかな?」と近所を散歩することにしました。お天気もよくて、外の風が春の到来を教えてくれました。

「気持ちいいなあ」と歩いていると、道端に一輪の花を見つけました。その可憐な姿を見ていると、何だかうれしくなってきます。

「花が咲いていてよかった」

ふと、そう思いました。

花が咲いているということは、季節がちゃんと廻ってきているということです。世界中に何が起こっているのかわからないけど、ちゃんと春がやってきているんだと思うと、深呼吸をしたくなりました。周りを見て、誰もいないことを確認して、マスクを外して深呼吸すると、とっても気持ちがいいのです。空を見上げると、そこには澄み切った青空が。

「青空だ」と、またまたうれしくなります。

もしも、朝になっても暗闇だったらどうでしょうか。本当に世界の終わりがやってきたと恐怖を感じるのではないでしょうか。朝になって日が昇り、空が青空であることに、このうえない幸せを感じたのです。

こんなことを感じたのは、生まれて初めてでした。

この頃から、「幸せとは何だ?」と考えるようになったと思います。それまでの自分が「幸せ」だと思えていたのは、自分がやりたいことを達成したときの高揚感だったのかもしれません。自分が頑張って手に入れる幸せもあるのですが、実は、もっと身近な世界に、たくさんの幸せがあるのではないか。そう思えるようになったのです。

そのすぐあとに、とても深い生き方・考え方を学ぶようになり、一層、自分の幸せの価値観が変わっていきました。そして三年の月日が経ち、断薬を決めてからの一年、私は、季節の花を見て歩きました。

梅の時期には、和歌山へ。
桜の時期には、吉野へ。
薔薇の時期は、伊丹のバラ園へ。
紫陽花の時期には、京都へ。
向日葵の時期には、小野の向日葵畑へ。

秋桜の時期には、武庫川の秋桜公園へ。

これまでの人生に、まったくなかった感動は、私をさらに幸せに向かわせてくれています。

もし、今を幸せだと思えなかったら、努力して幸せを見つけてください。

見つからなければ、幸せのハードルをグッと下げてみてください。

たくさん見つけたければ、幸せのアンテナをグッと上げてください。

幸せの方を向いて生きる

コロナ禍という感染症の時代に、夢を追い続ける人生が強制終了したことで、私は真剣に生き方・考え方を学ぶようになりました。そして、これまでの自分をゆっくりと振り返ることができました。

講演会で感謝を伝える自分が、本当に感謝できていたのだろうか。経済事情も悪化の一方、病気の症状もつらい、夢も目標も持てない。感謝どころか、不平と不満ばかりの人生であることに気づいていくのです。

病気の人生が自分に訪れたことを、何かのせいにしたい自分がいました。ぜんぜん大丈夫じゃないのに「大丈夫」と言い続けたり、本当は幸せではないのに「幸せです」と言ったり、自分に嘘ばかりついてきたことも気づきました。

それでも、一つだけ自分を褒めたいことがあります。

それは、数ある人生の選択を、自分でしてきたことです。

選択肢は二つしかないと教えてもらいました。
イエスかノーか、右か左かのように。
どちらでもよいという三つ目の選択肢はないのです。

思い返せば、すべて二つです。
入院するか、しないか。
手術するか、しないか。
食べるか、食べないか。
できるか、できないか。
そして、生きるか死ぬか。もちろん私は、生きるを選びます。

では、皆さんに質問です。

幸せの方を向いて生きますか？
それとも、不幸せの方を向いて生きますか？

当たり前ですが、全世界の人が「幸せ」を選びます。不幸せを向いて生きますと、答える人がこの世にいるでしょうか。

では、再び質問です。

本当に幸せの方を向いて生きていますか？

不幸せというのは、病気や貧困、人間関係が上手くいかないなどで、生きにくい人生のことを指します。そして多くの「ねばならない」に支配された人生も不幸せだと私は思います。病気になれば「ねばならない」はどんどん増えていきます。

薬を飲まなくてはならない、病院に行かなくてはならない、検査しなくてはならない、働かなくてはならない、心配かけてはならない、頑張らなくてはならない。

文字だけ見ても、しんどそうじゃないですか？

だからこそ、本当に幸せの方を向くことを意識してほしいです。どんな小さなことでもいいです。幸せを見つけて、その先に希望の光を見つけてください。外に出て気持ちのよい風を受けただけで幸せを感じることもあるでしょう。季節の花が咲いていることに喜びを感じることもできるでしょう。「ああ、今日も生きてる」と思えたら、それは希望の光です。

希望の光が見えたら、周りをもっと見渡してください。そこに自分を救ってくれる人がいることにも気づけます。その人たちは、大きな幸せへと導いてくれます。

私の人生は、人との出会いで奇跡がたくさん起きました。人の力はすごいです。どうしてこんなに助けてくれるんだろう？　そう思うくらいの力を分けてくれます。自分が想像するより、すごい力で引き上げてくれます。その瞬間に立ち上がれる自分でいてください。立ち上がることができれば、人生は変わり始めます。

最後に。

「幸せに生きる」を決めてください。
人は、幸せに向かう人を応援します。たとえ、どん底にいても、幸せの方を向くことができたら、そこに救いの手が見えてきます。
最後まで、人生をあきらめないでください。

あとがき

すべての薬をやめて、一年と半年が過ぎました。

日に日に元気になるのがわかります。

元気さというのは、計れないものです。私が感じている元気が人のそれと同じかどうかはわかりません。でも、確かに元気です。

発病して、数年経った頃、元気の感覚を失くしていることに気づきました。最初の手術を終えた頃だったかもしれません。この感覚を失ってしまうと、二度と元気に戻れないと思いました。自分の望む「健康」が、どういうものなのかわからないので、目指せないのです。

ダイエットの目標体重とか、糖尿病の改善とか、がんが消えるとか、どれも簡単ではありませんが、その基準数値をもって、よくなったかそうでないかを判断できます。クローン病はどうでしょうか。血液検査の数値は低空ながらも基準値内にいるのです。でも、元気ではない。そんな状態を何十年もしていると、本当によくわからなくなるのです。

薬をやめて、何が一番よかったかというと、朝起きて「今日は元気だ」とわかる日が増えてきたことです。まず、だるさがない。そして、活力があふれてきます。夜には疲れきることも多いですが、眠れば改善され、すっきり目覚めるのです。

そして、普通に駅まで歩ける。

ありがたいなあと、毎日感激しています。

トイレの心配も大幅に減りました。なので、行動範囲はどんどん広がっています。

そうなってくると、楽しみは倍増ですよね。幸せの連鎖に入ったなあと、うれしくなります。

先日、オカリナ教室の生徒さんたちに、自慢話をしてくださいとお願いしました（教室では、自己紹介の練習や、人とのコミュニケーションについてのトレーニングも合わせてしています）。すると、思いもよらない自慢が飛び出してくるのです。動物園のパンダの名づけ親だったり、太極拳三段だったり、クイズ番組のアタック25で優勝した人だったり。すごいなあと話しを聞いていると「先生の自慢は？」と聞かれてしまいました。しかし、私には自慢はありません。しばらく考えても思いつきません。自分の人生に、何かを楽しむ時間がなかったなあと、ほんの少し寂しくなりました。

でも、この原稿を書きながら、気づいたのです。

私、超幸運やん。

何度も、何度も、死にかけたのに生きてるやん。
いつも、どんなときも、助けてくれる人がいたやん。

書き出したらしたらきりがありません。仕事も人間関係もうまくいかない自分がいます。でも、オカリナ教室で仲間ができ、講演で全国に友人ができ、近しい人たちには、迷惑ばかりかけているけれど、何かをやりたいと言えば、全力で応援してもらっています。

いつも思います。
普通のサラリーマンの家庭に生まれ育ち、何の取柄もない私が、人に応援してもらえるなんて、これこそ自慢じゃないかと思うのです。

二〇年ほど前、致知出版の藤尾社長の講演会で「生まれてくるときは皆、神様から一通の手紙をもらってくる。でも、その手紙を見れる人と見れない人がいる」という話をされていました。私は、この手紙を見たいと強く思ったことは忘れません。

一昨年、死にかけた命を助けていただいたおかげで、今、生きています。神様が私に時間をくれたのであれば、これからの人生を、どう生きていきましょうか。

「できることなら
人を応援する人生を歩みたい」

それが今の願いです。

最後に

この闘病記を書かせてくれた星湖舎の金井一弘さんに心から感謝します。編集に携わってくれた山本尚子さん、福島恵美さん、ありがとうございます。そして、これまでの私の人生にかかわってくれた皆様、いつも助けてくださりありがとうございます。そして、これから共に生きる皆様、どうぞ私の幸せな人生を見守ってください。

感謝を込めて。

二〇二四年　一二月

さくらいりょうこ

付録

クローン病の研究動向と著者の闘病経過

クローン病の研究動向（主に国内）

IBD（炎症性腸疾患）研究が日本でも始まる

1973年
・WHOがクローン病の定義づけを行う。
・特定疾患調査研究班が設置される。（旧 厚生省）

1976年
・クローン病の診断基準ができる。

著者の闘病経過

一九八六年～八七年
大学生のときに、下痢の回数が増えるようになる。

一九八七年 一月
激しい腹痛があり、激やせする。

三月
町のクリニックを受診。

四月
神戸市立医療センター中央市民病院を紹介され、内科を受診。クローン病、潰瘍性大腸炎、ベーチェット病を疑われ、クローン病と診断される。

一九八八年 二月
お尻に瘻孔ができ始める。

1991年～1995年　国内で研究が活発になる

・栄養療法の開発
・ステロイド剤の使用法の改善
など
→ 研究成果が徐々に、国内に普及していく

1994年
・IBDの国際学会が奈良で開催される。
1995年
・診断基準が改定される。
ビデオスコープにより、早期発見が可能になる。

三月
大学を卒業。

四月
瘻孔を手術。予定していたフランス留学にドクターストップがかかる。

一九八九年
ステロイド剤の治療をしながら、演奏活動をする。

一九九三年
腸閉塞が破裂し、手術を受ける。

一九九五年一月一七日
阪神淡路大震災で被災。

レミケード（抗TNF－α抗体製剤）の登場

2002年
・インフリキシマブ（レミケード）が、
クローン病の治療薬として日本で認可される。

1997年
・インフリキシマブの
比較試験が始まる。
（海外）

2006年
・レミケードの登場に伴い、
クローン病の治療方針が
改定される。

一九九七年

腸に穴が開く（外瘻）。専門医による治療・手術を受けるため、関東の病院に転院。

一九九八年

手術した腸管の縫合部がまた狭窄する。
神戸の病院でバルーン拡張術を受ける。

一九九九年

十二指腸潰瘍になる。

二〇〇七年

三度目の腸の開腹手術を受ける。
レミケードを使い始める。

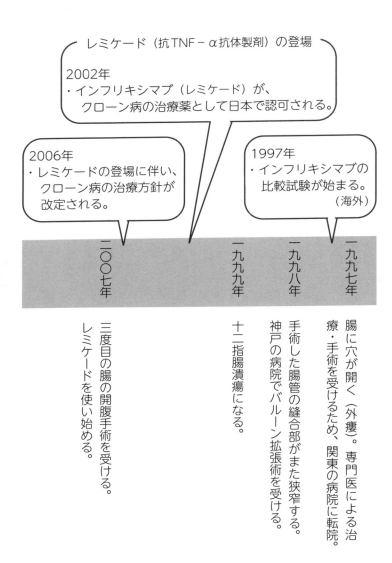

参考文献

武藤徹一郎．総説：第93回総会特別講演 わが国におけるIBD研究30年のあゆみ–班会議の活動を省みて．日本消化器病学会雑誌．2008, 105(5), p. 639-642

吉田豊，相沢中．クローン病の現況．大腸肛門誌．1983, 36(5), p. 465-471

古賀秀樹，松本主之，飯田三雄．炎症性腸疾患 診断と治療の進歩：Ⅴ．Crohn病の管理・治療　1．Crohn病の内科治療．日本内科学会雑誌．2009, 98(1), p. 82-85.

二〇一九年　長く続いていた貧血が、鉄欠乏性によるものではなく、ビタミンB12欠乏性によるものと判明。

二〇二〇年
五月　腎盂腎炎になる。

二〇二一年
九月　腎盂腎炎から敗血症性ショックを起こす。コロナ禍の入院。

二〇二二年
一〇月　泌尿器科の専門病院で腎結石を破砕。

二〇二三年
一月初旬　背中の激痛のため救急車を呼ぶ。敗血症と診断され入院。
三月　泌尿器科の専門病院で腎結石を破砕。
四月　レミケードをやめ、すべての薬を手放す。

構成・編集部

幸せを向いて生きる。
クローン病を乗り越えた「選択」のチカラ

2024年12月19日　初版第1刷発行
著者　：さくらいりょうこ
発行者：金井 一弘
発行所：株式会社星湖舎
〒540-0037
大阪市中央区内平野町1-3-7-802
TEL. 06-6777-3410
FAX. 06-6809-2403
編集　　：山本 尚子
ライター：福島 恵美
写真提供：さくらいりょうこ
本文イラスト：はやしろみ　※Column 1、2
装丁　　：夏目 直人（夏目デザイン制作所）
印刷　　：株式会社国際印刷出版研究所

　ISBN978-4-86372-133-3

本書は「闘病記制作基金」より制作しました